Ocularistes et yeux artificiels

De l'Antiquité au XXe siècle

Médecine à travers les siècles

Collection dirigée par le Docteur Xavier Riaud

L'objectif de cette collection est de constituer « une histoire grand public » de la médecine ainsi que de ses acteurs plus ou moins connus, de l'Antiquité à nos jours.
Si elle se veut un hommage à ceux qui ont contribué au progrès de l'humanité, elle ne néglige pas pour autant les zones d'ombre ou les dérives de la science médicale.
C'est en ce sens que – conformément à ce que devrait être l'enseignement de l'histoire –, elle ambitionne une « vision globale » et non partielle ou partiale comme cela est trop souvent le cas.

Dernières parutions

Hubert Bieser, *Les soldats aliénés à l'asile de Ville-Evrard. Mars 1915 - décembre 1918*, 2014.
Henri Lamendin, *François-Joseph Talma (1763-1826), dentiste et acteur favori de Napoléon Ier*, 2014.
Elsa Combes Fruitet, *Caractéristiques dento-crânio-faciales des Homininés*, 2014.
Vincent Bouton, *De nez à nez. Histoire du nez*, 2014.
Xavier Riaud & Philippe Brousseau, *Odontologie médico-légale et serial killers. La dent qui en savait trop*, 2014.
Serge Kernbaum, *Alastrim. L'homme et la variole*, 2014.
André Julien Fabre, *Les médecins de Venise*, 2014.
Régis-Nessim Sachs, *De médecins juifs du Xe au XVIIe siècle*, 2014.
Roland Brunner, *La folie à Rome*, 2014.
Apolline Trioulaire, *Sainte Apolline, sainte patronne des dentistes et de ceux qui ont mal aux dents*, 2014.
Pauline Ledent, *L'art dentaire en Égypte antique*, 2014.
Frédéric Dubrana, *L'expérience chirurgicale. De la vivisection... à l'expérimentation*, 2013.
Henri Lamendin, *Les de Jussieu, une famille de botanistes aux XVIIIe et XIXe siècles*, 2013.
Jean-Jacques Tomasso, *La vie et les écrits de Bernard Nicolas Lorinet (1749-1814). Un médecin des lumières dans la Révolution*, 2013.
Jean-Pierre Martin, *L'instrumentation médico-chirurgicale en caoutchouc en France (XVIIIe-XIXe)*, 2013.

Jean-Pierre Martin

Ocularistes et yeux artificiels

De l'Antiquité au XXe siècle

Préface du Docteur Xavier Riaud

L'Harmattan

Du même auteur

Histoire de la gériatrie, de l'Antiquité à nos jours, Pétrarque, 2007.

La femme âgée dans l'histoire, Pétrarque, 2009.

La médecine des personnes âgées, de la préhistoire à nos jours, L'Harmattan, 2012.

Histoire des structures d'accueil pour personnes âgées, MF, 2012.

Instrumentation chirurgicale et coutellerie en France, des origines au XIXe siècle, L'Harmattan, 2013.

Instrumentation médico-chirurgicale en caoutchouc en France (XVIIIe-XIXe), L'Harmattan, 2013.

5-7, rue de l'Ecole-Polytechnique, 75005 Paris

http://www.harmattan.fr
diffusion.harmattan@wanadoo.fr

ISBN : 978-2-343-05112-3
EAN : 9782343051123

PRÉFACE

Pendant la Grande Guerre, l'équipe de Sir Harold Gillies, en Angleterre, reconstitue des visages et n'hésite pas à faire fabriquer des masques par des sculpteurs qui sont décorés par des peintres professionnels. Albéric Pont, en France, quant à lui, conçoit une résine pour reconstituer des visages, reconnue comme extraordinaire, mais qui s'altère avec le temps[1].

Le 6 janvier 1922, s'ouvre l'Ecole dentaire de l'armée américaine dans le Centre médical de l'armée à Washington. Dirigée par le colonel Siebert D. Boak, elle deviendra plus tard l'Institut de recherches dentaires de l'armée américaine. En 1943, l'armée est confrontée à une pénurie d'yeux artificiels en verre. En trois lieux différents, les officiers dentaires de la recherche testent et mettent au point une résine synthétique qui contribue à fabriquer des yeux en plastique adoptés par l'armée pour son usage routinier[2].

La guerre, malheureusement, a toujours permis, malgré son lot d'horreurs, des évolutions techniques considérables. Mais, ce n'est pas elle qui nous amène aujourd'hui. C'est le livre de notre ami Jean-Pierre Martin qui, une fois de plus, brille par son érudition et par l'ampleur de ses investigations. Spécialisé dans l'étude du matériel médical et, cette fois-ci, impliqué dans une enquête innovante et

---

[1] Riaud Xavier, *Pionniers de la chirurgie maxillo-faciale*, L'Harmattan (éd.), Collection Médecine à travers les siècles, Paris, 2010.

[2] King J. E., Passo A. S. & Watson N. A., *Highlights in the history of U.S. Army Dentistry*, Office of the Surgeon General, U.S. Army, Falls Church, Virginia, 2012, pp. 20, 23.

originale, le Dr Jean-Pierre Martin nous emmène dans un voyage initiatique qui s'étend de l'Antiquité à nos jours. Techniques, descriptifs, protocoles et même l'annuaire des différents fabricants ou fournisseurs, tout y passe. Agrémenté de documents et d'archives remarquables, cet ouvrage se révèle complet et particulièrement nouveau dans le thème abordé.

Cela fait maintenant plusieurs années que je connais Jean-Pierre, que je travaille avec lui dans le cadre de sa e-revue *Clystère*, et j'avoue apprécier, et respecter au plus haut point l'homme tout d'abord et le scientifique ensuite. Au service de ses malades, il fait preuve d'une vraie abnégation qui se retrouve dans sa quête de vérité inaltérable et inépuisable, avec toujours une démarche de confrontation, de comparaison afin que ne ressorte que l'essence fondamentale des arguments qu'il développe dans ses articles, et ses ouvrages.

Et puis, nous partageons une approche commune de l'histoire de la médecine. Nous nous sommes mis à son service et nous nous en sommes donné les moyens en construisant le moyen de véhiculer un savoir, de le transmettre, et de partager en permettant à d'autres de vivre ce que nous vivons. Travail bien souvent ingrat, puisque rarement récompensé, - ou seulement par la jalousie ambiante qui s'efforce de déconstruire ce qu'elle n'a pas été capable de créer, et dieu qu'elle est figée, et sclérosée ! -, mais tellement enrichissant du point de vue humain.

Je digresse. Revenons à nos moutons. De quoi parle ce nouvel opus ?

De l'œil… Organe de la vue, sans qui l'homme ne peut avancer sans se cogner, sans quoi l'homme ne peut se prémunir des agressions extérieures qu'il peut ainsi anticiper, sans quoi tout individu ne peut percevoir l'environnement dans lequel il évolue… Un aveugle est sans défense, un borgne est handicapé de ce fait et plus facilement atteint. Sans oublier l'aspect esthétique. En effet, que regardons-nous en premier chez tout individu ? Les yeux et leurs couleurs, ce qui souligne aussi l'aspect social primordial de cet organe, voire même sexuel puisqu'il participe aussi à toute séduction. En fait, il en est la genèse.

On comprend mieux dès lors la nécessité essentielle de compenser la perte d'un œil par le port d'une prothèse susceptible de restaurer un semblant de dignité humaine. Et pour cela, les scientifiques de toutes les époques y sont allés de leurs innovations techniques. Et j'avoue mon étonnement devant l'ampleur des moyens employés, mais aussi des découvertes qui ont été effectuées.

Cette étude que m'annonce Jean-Pierre depuis des mois vient répondre à toutes les questions qu'un tel sujet ne manque pas de poser. Si ce manuscrit parle en définitive de prothèse, il est plein de vie, celle de ceux qui ont conçu, mais évidemment celle de ceux qui ont été sauvés. Sans oublier l'humanité qui transpire derrière chacune des pages. De fait, il ne peut y avoir de réparation, sans un altruisme profond et sincère.

Je terminerai en disant toute mon amitié et mon admiration au Dr Jean-Pierre Martin et en le félicitant pour ce nouveau livre dont j'ai goûté chaque mot.

Dr Xavier Riaud

Docteur en chirurgie dentaire
Docteur en épistémologie, histoire des sciences et des techniques
Lauréat et membre associé national de l'Académie nationale de chirurgie dentaire
Membre libre de l'Académie nationale de chirurgie

AVANT-PROPOS

Les yeux sont les miroirs de l'âme, disaient les Précieuses Ridicules. Cette citation bien connue résume à elle seule l'importance qu'ont attribuée les hommes à leurs yeux. L'œil n'est-il pas un élément majeur de la relation à l'autre ? Un simple regard peut suffire à donner un ordre ou transmettre un sentiment, une émotion. Outre son rôle relationnel, l'œil participe de manière importante à l'esthétique du visage. Selon sa forme, l'œil peut être jugé « beau » ou non. Un œil globuleux et protubérant, comme on peut l'observer dans les pathologies thyroïdiennes apparaîtra bien moins joli qu'un œil normal. Un œil aveugle, opaque, pourra inspirer le dégoût. La couleur de l'iris revêt également une certaine importance. Les particularités colorimétriques attirent l'attention et suscitent la curiosité, comme les yeux vairons. La célèbre actrice américaine Elizabeth Taylor dont les yeux étaient mauves, était surnommée « Violet eyes ». Plus rarement, comme chez l'actrice martiniquaise France Zobda, l'iris peut offrir une palette de couleurs différentes, que la médecine désigne par le terme d'*hétérochromie*. France Zobda est connue dans le monde entier pour ses yeux hétérochromes. Elle détient le record du monde avec sept couleurs différentes dans l'œil gauche et quatre dans l'œil droit. Plus récemment, l'œil est devenu un moyen d'identification au même titre que les empreintes digitales. A chaque individu son œil (ou inversement) !

Cette importance qu'a l'œil explique probablement que depuis l'Antiquité, sur les statues d'abord, puis sur les individus, on se soit attaché à embellir les visages à l'aide d'yeux artificiels. Le célèbre bandeau noir qui couvrait l'œil perdu était à l'origine de suppuration orbitaire et d'odeurs fétides incommodant tout autant celui qui le portait que l'entourage. Les yeux artificiels auraient été inventés pour pallier les inconvénients du bandeau[3].

C'est à partir de la Renaissance que la confection de prothèses oculaires va se développer. Des artisans vont plus ou moins se spécialiser dans leur fabrication. Le métier de prothésiste oculaire va prendre la dénomination d'oculariste au milieu du XIXe avec les travaux d'Auguste Boissonneau (1823-1893)[4]. Ces artisans ont toujours été peu nombreux. Leur métier reste méconnu. Il existe actuellement une vingtaine de laboratoires d'ocularistes en France.

Il nous a paru intéressant, comme nous l'avons fait pour les couteliers chirurgicaux[5], puis les fabricants d'instruments médico-chirurgicaux en caoutchouc[6], de présenter ici l'histoire des yeux artificiels, finalement peu connue, indissociable de celle des ocularistes. Nous avons essayé de retrouver les noms des grands ocularistes français du XVIIIe au XIXe siècle, dont la liste est probablement non exhaustive. Nous espérons que ce travail sera utile aux historiens de la médecine, de l'ophtalmologie et des objets médicaux.

---

[3] Hazard-Mirault : Traité pratique de l'œil artificiel. Paris, 1818.

[4] Sauf mention explicite, il s'agira dans les pages suivantes d'Auguste Boissonneau dit Boissonneau Père (1802-1883).

[5] Martin JP. : Instrumentation chirurgicale et coutellerie en France, des origines au XIXe siècle. L'Harmattan, 2013.

[6] Martin JP. : Instrumentation médico-chirurgicale en caoutchouc en France (XVIIIe-XIXe). L'Harmattan, 2013.

OCULISTES ET OCULARISTES

Le métier de fabricant d'yeux artificiels ou yeux postiches, désigné de nos jours sous le terme d'ocularisté ou de prothésiste oculaire, a été exercé par différents artisans depuis l'Antiquité.

Cette profession ne fut pas réglementée, ce qui peut expliquer la lenteur des progrès observés dans la fabrication des prothèses oculaires. On trouve ainsi côte à côte des oculistes (qui faisaient de la chirurgie oculaire), des artisans émailleurs (qui fabriquaient les prothèses), et des charlatans (que l'on trouvait aussi bien chez les oculistes que chez les prothésistes).

Les verriers et les émailleurs fabriquaient les yeux artificiels que seuls les oculistes avaient le droit de poser.

Faber oculariarius ou oculorum repositor

C'est ainsi que dans l'Antiquité, les Romains appelaient les fabricants d'yeux artificiels[7].

Orfèvres émailleurs

Les premiers fabricants de prothèses oculaires comptaient parmi les orfèvres. La taille de 1292 en cite cinq, celle de 1300 en compte six. Au nombre de trente-six en 1309, ils demandèrent à se constituer en communauté distincte. Ils rédigèrent leurs statuts en septembre 1309 et furent désignés comme « *esmailleurs d'orfèvrerie* ». Cette dénomination rendait hommage au fait que la plupart des

[7] Coulomb R. : Les fabricants d'yeux artificiels. Annales d'oculistique. Paris, Octobre 1916.

orfèvres avaient utilisé l'émail pour décorer leurs créations. L'apprentissage était de dix ans, mais le maître pouvait accueillir un deuxième apprenti lorsque le premier avait terminé sa cinquième année.

On trouve également la mention du terme *ocularier* pour désigner l'orfèvre Bernard Palissy (1510-1590) qui fabriquait des prothèses oculaires émaillées[8].

Les statuts furent révisés en juillet 1566, et les esmailleurs-orfèvres devinrent « *patenostriers et boutonniers d'esmail* ». La durée d'apprentissage fut ramenée à cinq ans et huit jours, et la maîtrise subordonnée à la présentation d'un chef-d'œuvre. En avril 1583, des lettres patentes les nomment « *patenostriers-boutonniers d'esmail verre et cristal* ». Les lettres patentes de 1599 les autorisèrent à fabriquer et vendre « *les marchandises de verre, bouteilles, flacons couverts et non couverts, et toutes autres espèces de verre* ». Un arrêt du 21 septembre 1706 réunit la corporation des verriers et des émailleurs sous la dénomination « *émailleurs-verriers-bouteillers-faïenciers-patenôtriers-couvreurs de flacons et bouteilles en osier-boutonniers en émail et verre cristallin*[9]. » Le patron des émailleurs était Saint-Clair.

Emailleurs-oculistes

Ce terme fut employé pour deux fabricants de prothèses oculaires, artisans émailleurs de métier, du XVIIIe siècle[10], Roux[11] et Auzou, qui pourtant n'étaient pas chirurgiens. Jusqu'au milieu du XIXe, le terme d'oculiste désigna tout

[8] Dolhem R. : De la prothèse oculaire et des ocularistes, quelques repères historiques. J. Fr. Ophtalmol., 2002, 25, 4, 434-438.

[9] Franklin A. : Dictionnaire historique des arts, métiers et professions exercés dans Paris depuis le XIIIe siècle. Paris, Welter, 1906.

[10] Ibid.

[11] Roux est trouvé dans différentes sources avec des orthographes différentes : Rault, Raux, Rho, etc. Il s'agit du même homme, l'adresse étant identique. Voir chapitre « les ocularistes ».

autant les ophtalmologistes, chirurgiens ou non, et les fabricants de prothèses, entretenant une certaine confusion. Roux et Auzou se firent également appeler artistes-émailleurs, peut-être pour se démarquer des chirurgiens. La dénomination d'émailleurs-oculistes laisse supposer que seuls quelques émailleurs s'étaient spécialisés dans ce type de production, ce terme permettant de les différencier des autres émailleurs.

Oculistes

A côté des chirurgiens officiellement diplômés, on trouvait les « *inciseurs* », sortes de chirurgiens qui allaient de village en village pour offrir leurs services. Sous ce vocable on désignait les « *herniaires* » qui opéraient les hernies, les « *lithotomistes* » qui extrayaient les calculs de la vessie, les « *dentistes* » et les « *oculistes* » (ou *ocularius*) qui opéraient les yeux (cataracte). Ils étaient assimilés aux renoueurs (c'est-à-dire aux rebouteux) par leurs statuts de 1669. Traités par les chirurgiens comme ceux-ci étaient traités par les médecins, les oculistes, comme les autres inciseurs, étaient soumis à des statuts humiliants que leur imposaient les chirurgiens qui leur délivraient l'autorisation d'exercer. Il leur était interdit d'avoir un étalage et d'exercer à Paris ou dans ses faubourgs sans avoir été jugés capables par le premier chirurgien du roi ou son lieutenant et par les quatre prévôts en charge. Les oculistes, comme les autres inciseurs et renoueurs, ne pouvaient former un corps distinct et séparé, ni prétendre être agrégés à la communauté des maîtres chirurgiens. Ils pouvaient juste se prévaloir du titre d'expert pour la partie de la chirurgie pour laquelle ils avaient été reçus. Les oculistes prenaient l'engagement « *de se vêtir avec décence, sans bigarrure ni rien qui ressente le charlatan*[12]. » Ils ne devaient « *point annoncer leur talent dans les rues, les places publiques, les marchés, les foires, soit de vive voix, soit par des affiches.* » Ils devaient rester cantonnés à leur spécialité, et ne pouvaient opérer sans être assistés d'un chirurgien. Celui-ci n'était que témoin et se faisait payer treize blancs (ou dizains) pour chaque intervention, argent qui allait alimenter la confrérie de Saint-Côme[13]. Ces oculistes étaient de fervents adeptes de la réclame et se comportaient comme des charlatans, qu'ils étaient probablement pour un grand nombre d'entre eux. On en trouvait d'ailleurs sur le Pont-Neuf, à Paris, haut-lieu de la charlatanerie : « *On trouve sur le Pont-Neuf une infinité de gens qui donnent des billets, les uns remettent les dents tombées, et les autres font des yeux de cristal*[14]. » Les oculistes qui fabriquaient des yeux artificiels devaient être rares. Certains, comme Babelin (rue Ticquetonne) ou la veuve Daviel (rue des Moulins), se distinguèrent en proposant des baumes oculaires qui étaient de véritables panacées.

En novembre 1765, La Martinière, premier chirurgien du roi, fonda la chaire d'ophtalmoiatrie. A compter de cette date, les oculistes se firent recevoir maîtres en chirurgie[15]. Deshaies-Gendron fut le premier à enseigner cette discipline au collège de chirurgie.

---

[12] Franklin A. : Dictionnaire historique des arts, métiers et professions exercés dans Paris depuis le XIIIe siècle. Paris, Welter, 1906.
[13] Ibid.
[14] Marana JP. : Lettre d'un sicilien à l'un de ses amis. Paris, Quantin, 1883.
[15] Franklin A. : Dictionnaire historique des arts, métiers et professions exercés dans Paris depuis le XIIIe siècle. Paris, Welter, 1906.

Ocularistes

Au XVIIIe et XIXe siècles, c'étaient les émailleurs et les verriers qui fabriquaient les yeux artificiels, mais les chirurgiens qui les mettaient en place. Et là était le problème : ceux qui savaient fabriquer les yeux artificiels ne savaient pas les placer (en tout cas n'y étaient pas autorisés), et inversement. Ces yeux étaient donc souvent inadaptés et d'un port douloureux. Il fallut attendre l'artiste et maître émailleur Charles-François Hazard, pour voir un prothésiste suivre des cours de chirurgie oculaire[16]. C'est pour cela que les chirurgiens l'autorisèrent à poser lui-même les prothèses qu'il confectionnait. Desjardin fils, désigna la confection des prothèses oculaires par ophtalmoplastie : « *par ophtalmoplastie, j'entends cet art réparateur qui a pour objet de modeler en émail une pièce de prothèse destinée à être introduite dans la paupière pour faire disparaître la difformité qui résulte de la perte de l'œil*[17]. »

Oculariste, terme toujours en usage actuellement pour désigner celui qui fabrique les prothèses oculaires, a été créé par Boissonneau à l'occasion de l'exposition internationale de Paris en 1855, où il désigna sa profession par *ocularistique*[18,19]. Il avait l'avantage de séparer définitivement les oculistes (médecins et chirurgiens) des fabricants de prothèses.

Service public de prothèse oculaire.

Le 21 avril 1849, une commission spéciale de l'administration des hôpitaux, composée des professeurs

---

[16] Hazard-Mirault : Traité pratique de l'œil artificiel. Paris, 1818.
[17] Coulomb R. : L'œil artificiel. Paris, JB. Baillière et fils, 1905.
[18] Ibid.
[19] Coulomb R. : Les fabricants d'yeux artificiels. Annales d'oculistique. Paris, Octobre 1916.

de la faculté de médecine et membres de l'institut, messieurs Gibert (secrétaire), Jobert de Lamballe, Martin Solon, Chassaignac, Soubeiran (chef de la pharmacie centrale), et Bazin (médecin de l'hôpital Saint-Louis), ayant constaté la supériorité des techniques de fabrication des prothèses oculaires développées par Boissonneau, lui confia la direction du service de la prothèse oculaire des hôpitaux de Paris[20]. Ce service disparut durant les années 1990[21].

Statuts modernes des ocularistes

Si les ocularistes bénéficièrent eux aussi du passage aux quarante heures de travail hebdomadaire par le décret du 13 février 1937[22], curieusement, l'accès à leur profession ne fut pas réglementé, comme ce fut le cas pour d'autres métiers de la santé. La qualification d'oculariste est attribuée au terme d'un apprentissage qui s'apparente au compagnonnage. Il n'existe pas de centres de formation ou d'écoles qui délivrent un enseignement didactique, il n'y a donc pas de diplôme officiel d'oculariste. L'aptitude du futur oculariste est contrôlée par une commission où siège la Caisse Primaire d'Assurance Maladie, la Direction Départementale de l'Action Sanitaire et Sociale, et le corps médical.

On compte en France une vingtaine de laboratoires d'ocularistique, qui ont des antennes dans diverses villes, offrant un maillage satisfaisant du territoire.

---

[20] Boissonneau A. : Yeux artificiels mobiles. Paris, 1849.

[21] Dolhem R. : De la prothèse oculaire et des ocularistes, quelques repères historiques. J. Fr. Ophtalmol., 2002, 25, 4, 434-438.

[22] Anonyme. Le droit ouvrier. Paris. N° 1-2, janvier-février 1937.

L'ŒIL ARTIFICIEL DANS L'ANTIQUITE

La production d'yeux artificiels dans l'Antiquité se partagea entre l'embellissement des statues et des momies, et celui des visages humains défigurés par la perte d'un œil. Trester différencie ainsi les « yeux d'art » d'usage non médical (yeux de poupées, pour sculptures, jouets, momies, taxidermie, imitations d'yeux pour masques rituels) et les prothèses oculaires d'usage médical[23].

Yeux artificiels votifs

Dès l'Antiquité, l'œil humain a été représenté sous forme de bijoux et amulettes à fonctions votive ou protectrice. Ainsi, sur une tablette trouvée à Nipur (Babylonie), datée de la cinquième année du règne du roi cassite Nazimarutash, soit vers 1300 av. JC., parmi une liste de 125 bijoux en or et pierres précieuses, apparaissent sept yeux de calcédoine montés sur or, six yeux en petite calcédoine non montés, et quatre yeux en agate montés sur or[24]. Chez les Egyptiens, l'amulette œil d'Horus ou œil oudjat avait un rôle protecteur. Horus, fils d'Isis et d'Osiris, aurait perdu un œil en affrontant son oncle Seth qui avait tué son père. Seth arracha l'œil gauche d'Horus, le découpa et jeta les morceaux dans le Nil. Thot repêcha tous les morceaux sauf un, mais réussit à rendre l'œil fonctionnel, rendant à Horus son intégrité physique. Cet œil oudjat fut reproduit en d'innombrables amulettes, fut représenté sur

[23] Trester W. : The history of artificial eyes and the evolution of the ocularistic profession. The Journal of the American Society of Ocularists, 1982, 5-13.

[24] L.L. : Nippur's gold treasure. The museum journal. Philadelphia, 1920, 133-139.

les sarcophages et sur les pectoraux, et fut même peint sur les proues des navires.

Yeux artificiels pour statues

Coulomb les a désignés sous le terme de « prothèses statuaires »[25]. Les bustes étaient fréquemment ornés d'yeux artificiels d'argent ou de bronze.

Des artisans étaient spécialement chargés de l'entretien et de la réparation de ces yeux[26]. Ces yeux étaient peints, puis furent couverts d'une couche d'émail blanc sur laquelle furent apposés un large cercle de peinture brune figurant l'iris, et un point noir un peu saillant pour la pupille. Certains portaient à leur face postérieure un petit crochet métallique servant à les fixer dans la cire chaude coulée dans l'orbite de la statue[27]. C'était une pratique constante dans l'Antiquité que d'incruster dans les têtes de statues de métal, et même de pierre ou de marbre, des yeux faits d'autres matières, argent, cuivre, ivoire ou os, émail, pierre dure colorée, combinées de manière à leur donner une apparence plus vivante. Les iris de la statue de Minerve, œuvre de Phidias destinée au Parthénon d'Athènes, étaient en pierre précieuse. Des yeux trouvés dans les ruines de Dodone (Grèce) (Fig. 1) étaient en pierre blanche, la prunelle creusée renfermant un cercle de cristal de roche, lui-même entouré d'un anneau qui était manquant[28].

---

[25] Coulomb R. : Les fabricants d'yeux artificiels (depuis les temps anciens jusqu'au milieu du XIXe siècle). Paris, Annales d'oculistique, octobre 1916, 1-14.

[26] Hazard-Mirault : Traité pratique de l'œil artificiel. Paris, 1818.

[27] Pansier : Traité de l'œil artificiel. Paris, 1895.

[28] Daremberg C., Saglio E., Lafaye G., Pottier E., Sellier P. : article Ocularıarius, Ocularius faber. In Dictionnaire des antiquités grecques et romaines d'après les textes et les monuments. Paris, Hachette,

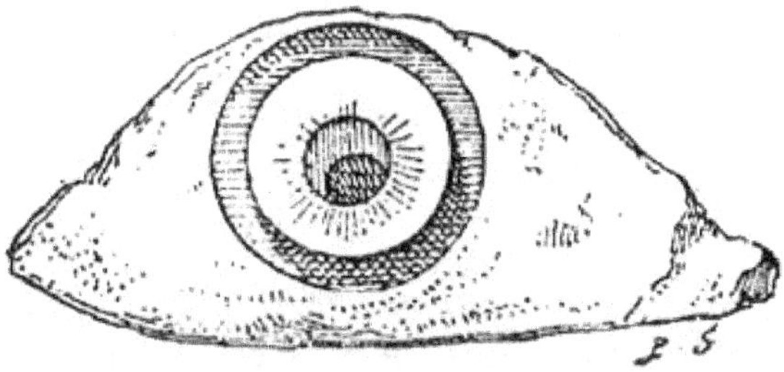

Figure 1 : Œil de statue trouvé à Dodone. In Daremberg C., Saglio, et coll. Dictionnaire des antiquités grecques et romaines d'après les textes et les monuments. Paris, Hachette, 1877-1919

Nombreuses furent les statues romaines en bronze à être ornées d'yeux émaillés, fabriqués par les *ocularius*. Jacques Spon rapporte une inscription romaine, trouvée dans la villa Strozzi à Florence[29] :

M.RAPILIUS.SERAPIO.HIC
AB.ARA.MARMOREA
OCULOS.REPOSUIT.STATUIS
QUA.AD.VIXIT.BENE

Marcus Rapilius Serapio, marbrier, s'était fait une spécialité de poser des yeux artificiels sur des statues.

Une autre inscription, qui concerne Caïus Licinius Patroclus, fut interprétée de deux manières. Certains y voyaient une fabrique d'yeux artificiels, d'autres d'instruments de chirurgie oculaire.

1877-1919. Source Internet : http://dagr.univ-tlse2.fr/sdx/dagr/index.xsp

[29] Spon J. : Miscellanea eruditae antiquitatis. Lyon, 1685.

DIS.MANIBUS
L.LICINIO.L.F.STATORIANO
C.LICINIUS.LL.PATROCLUS
FABER.OCULARIARIUS
FRAT.CARISS.F.

L'*oculariarius* ou *ocularius faber* était, selon les auteurs, soit celui qui fabriquait les verres destinés à protéger les yeux ou améliorer la vision, soit celui qui faisait les yeux destinés à embellir les statues, notamment celles qui représentaient des dieux[30].

Les moaïs de l'île de Pâques étaient également ornés d'yeux artificiels faits de corail et de scories rouges[31].

Au Moyen Orient, les statues d'Ur, de Babylone, de Jericho et d'Egypte étaient ornées d'yeux artificiels. Une tête de terre cuite datée de 3000 ans avant notre ère, trouvée à Jericho, comportait des coquillages marins en guise d'yeux[32].

Yeux artificiels pour momies

L'embellissement des momies par du maquillage, des peintures corporelles, des bijoux, etc. est bien connu. Ces pratiques étaient destinées à conserver au cadavre un as-

---

[30] Coulomb R. : Les fabricants d'yeux artificiels (depuis les temps anciens jusqu'au milieu du XIXe siècle). Paris, Annales d'oculistique, octobre 1916, 1-14.
[31] Aufderheide A.C. : The scientific study of mummies. Cambridge University Press, 2003.
[32] Trester W. : The history of artificial eyes and the evolution of the ocularistic profession. The Journal of the American Society of Ocularists, 1982, 5-13.

pect proche de celui de son vivant, et à servir de support éternel à son âme. Les soins apportés à l'aspect du visage ont tout naturellement amené à la mise en place de prothèses oculaires.

En Mélanésie, les cadavres momifiés par des procédés de dessication par fumage, étaient dotés d'yeux artificiels cimentés dans les orbites. Ils étaient faits en coquillage orné d'un point de cire d'abeille noire pour figurer la pupille, comme on peut l'observer sur une momie de Torres Strait conservée au Musée Maclay de Sidney. Les orbites de cette momie ont de plus été comblées avec un mastic noir qui a décoloré l'ocre rouge dont était enduit le visage[33].

Certaines momies égyptiennes étaient également porteuses d'yeux artificiels, notamment celles de la dernière période du Nouvel Empire (1552-1080 av. JC.). On distingue deux types de prothèses selon leur position sur ou sous les paupières. Celles insérées sous les paupières avaient un rôle morphologique, en redonnant du volume à la cavité orbitaire lorsque l'œil était absent. On a trouvé à cette fin des paquets de lin (momie de Ramsès V), ou des oignons séchés (momie de Ramsès IV, orbite droite de la momie d'un enfant de la nécropole de Douch). La teinte ambrée de l'oignon séché s'harmonisait avec le reste du visage et conférait un aspect naturel à l'ensemble. Celles posées sur les paupières avaient (comme les précédentes également) vocation à redonner la vue au défunt, par la magie, dans l'au-delà[34]. Ces prothèses étaient constituées d'une pierre blanche. Les embaumeurs de la XXIe dynastie

---

[33] Pretty G.L., Calder A. : Mummification in Australia and Melanesia. In Cockburn A., Cockburn E., Reyman T.A. : Mummies, diseases & Ancient cultures. 2e ed. Cambridge University Press, 1998.

[34] Marshall A., Lichtenberg R. : Les momies égyptiennes, la quête millénaire d'une technique. Fayard, octobre 2013.

y incrustèrent une autre pierre plus petite, de couleur noire, pour imiter la pupille. Parfois, elles étaient composées de coquillage et d'un fragment rond d'obsidienne. Ces prothèses reposaient sur de la résine avec laquelle étaient comblées les orbites[35]. De bons exemples sont donnés par les momies royales de la princesse Nsitanebashrou (XXIe ou XXIIe dynastie) (Fig. 2), de la reine Notmît (XXIe dynastie), et de Zadptahefônkhou[36].

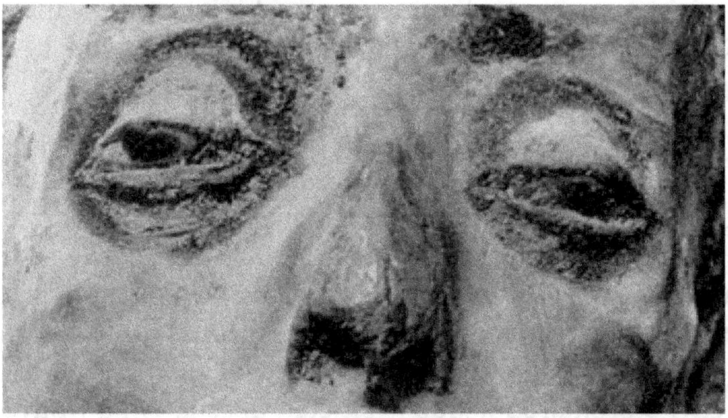

Figure 2 : Détail du visage de la momie de la reine Nsitanebashrou (XXIe ou XXIIe dynastie), montrant les prothèses oculaires en pierre glissées sous les paupières. In Smith, 1912. © Coll. de l'auteur.

La momie de la reine Notmît serait la toute première où l'aspect de l'œil artificiel aurait été amélioré par l'ajout d'une petite pierre noire figurant la pupille et l'iris. Pourtant, cette pratique était utilisée pour les statues depuis une quinzaine de siècles.

---

[35] Aufderheide A.C. : The scientific study of mummies. Cambridge University Press, 2003.

[36] Smith G.E. : Catalogue général des antiquités égyptiennes du musée du Caire, n° 61051-61100. Le Caire, 1912.

Les sarcophages étaient également ornés d'yeux artificiels.

Les yeux artificiels appliqués sur les paupières étaient faits d'une plaque de métal recouverte de peau sur laquelle un œil était peint[37]. Le dessin comportait les paupières, les cils, la caroncule lacrymale, l'iris, etc. Cette plaque était fixée à l'aide de deux tiges d'acier contournées en arrière de la tête. Boissonneau cite l'existence d'yeux artificiels utilisés pour orner statues et momies sous le règne de Ptolémée-Philadelphe, au troisième siècle avant JC. Ces yeux étaient en émaux moulés, lourds et grossiers, ou en cuivre émaillé et peint. Boissonneau estime que ces prothèses, malgré un façonnage grossier, ont pu être utilisées chez des sujets vivants[38]. Aux périodes tardives, des feuilles d'or furent appliquées sur les paupières des défunts[39]. Plus étonnant, deux momies d'enfants avaient sur l'orbite gauche un ongle posé. Aucune explication n'a été proposée sur la signification de cette découverte[40].

Les Grecs disposaient eux aussi d'un modèle d'œil artificiel qui s'appliquait sous les paupières[41].

Derrière les paupières de momies du peuple Chiribaya, au sud du Pérou, datées de 1200 av. JC., ont été trouvées de minces plaques d'argent ou d'or[42]. Les Incas ornaient

[37] De Wenzel : Manuel de l'oculiste, tome 2. Paris, 1808, 189-192.
[38] Boissonneau A : Traité théorique et pratique de l'œil artificiel. Paris, 1840.
[39] Marshall A., Lichtenberg R. : Les momies égyptiennes, la quête millénaire d'une technique. Fayard, octobre 2013.
[40] Ibid.
[41] Boyer : Traité des maladies chirurgicales et des opérations qui leur conviennent. Paris, 1816, 617-618.
[42] Aufderheide A.C. : The scientific study of mummies. Cambridge University Press, 2003.

les momies royales d'yeux en or : « *l'un de ces corps était si entier et si bien embaumé avec un bitume dont les Indiens connaissaient la propriété, qu'il paraissait en vie, et que les yeux (quoique d'or) approchaient du naturel* »[43]. En 1866, Rising trouva des cristallins de seiche placés dans les orbites de momies de la ville portuaire d'Arica, au nord du Chili[44].

Yeux artificiels pour animaux vivants

Pansier rapporte l'existence d'yeux artificiels destinés aux animaux de luxe, chats ou chevaux. Ces prothèses n'étaient pas en verre, mais en bois, en corne ou en ébonite[45].

Yeux artificiels pour humains

En 2003, Aufderheide avançait que, jusqu'à cette date, il n'y avait pas de preuve, dans l'Antiquité, de l'utilisation d'yeux artificiels dans un but esthétique chez des individus vivants[46].

La collection Müller Sohne d'yeux artificiels (Wiesbaden, Allemagne) comporte pourtant des prothèses oculaires égyptiennes en ivoire, de forme concave, que Trester imaginait à usage médical plutôt qu'ornemental[47]. Si tel était le cas, ces prothèses vieilles de 3000 ans ont été, jusqu'à 2006, les plus anciennes jamais mises au jour.

---

[43] Garcilaso de la Vega, Dalibard : Histoire des Incas, rois du Pérou. Paris, Prault & fils, 1744.

[44] Aufderheide A.C. : The scientific study of mummies. Cambridge University Press, 2003.

[45] Pansier : Traité de l'œil artificiel. Paris, 1895.

[46] Aufderheide A.C. : The scientific study of mummies. Cambridge University Press, 2003.

[47] Trester W. : The history of artificial eyes and the evolution of the ocularistic profession. The Journal of the American Society of Ocularists, 1982, 5-13.

En effet, une équipe italo-iranienne d'archéologues découvrit en 2006 la plus ancienne prothèse oculaire connue lors de fouilles menées dans la célèbre « cité brûlée » (Shahri-Sokhta) située dans le Sistan, à une cinquantaine de kilomètres de la province iranienne du Balouchestan. Le site archéologique qui remonte à 5200 ans a en effet livré une étonnante prothèse oculaire, située dans l'orbite gauche du squelette d'une femme âgée de 25-30 ans. Cette prothèse, fabriquée à partir de goudron cuit au four, était décorée de fils d'or incrustés censés représenter les vaisseaux capillaires de la conjonctive. La pupille est au centre d'un tracé en forme d'amande. La trace des cils est visible à la surface de la prothèse[48]. De part et d'autre du globe, deux petits trous servaient certainement à la maintenir en place à l'aide de fins cordons. L'orbite de cette femme présentait des traces d'un abcès mis sur le compte d'un trachome, mais peut-être était-il simplement la conséquence du port de cette prothèse ?

Citons, pour clore ce chapitre, l'utilisation au XXe siècle d'yeux artificiels en caoutchouc afin de conserver au visage du défunt un aspect normal après que les cornées aient été prélevées aux fins de greffe (Fig. 3)

[48] Anonyme. Archéologia, n° 440, janvier 2007, 13.

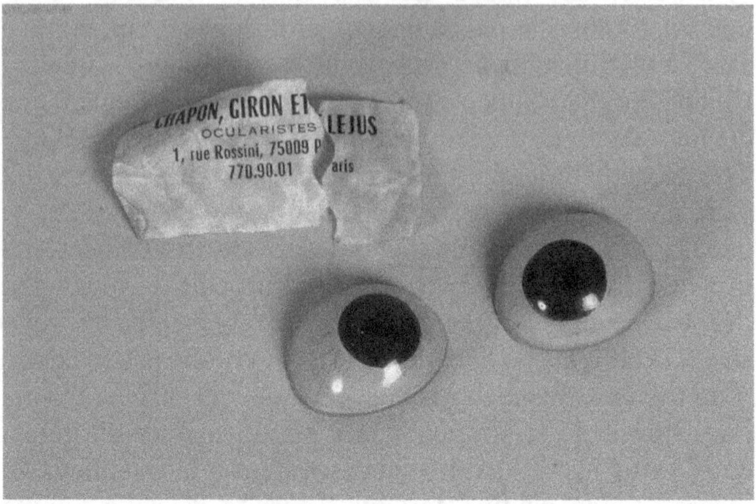

Figure 3 : Yeux en caoutchouc (Chapon, Giron et Lejus ocularistes, Paris), utilisés pour masquer les prélèvements de cornée, encore effectués à l'hôpital Broussais en juin 1999. © Collection Musée de l'AP-HP, collection Broussais Boucicaut Laennec. Image en Licence Ouverte sur le site de la BIU santé Paris. (http://www.biusante.parisdescartes.fr/histmed/image?ap-2002-5-33)

CAVITE ORBITAIRE ET ŒIL ARTIFICIEL

Toute la difficulté d'adaptation de l'œil artificiel tient à son encombrement et à l'espace disponible dans la cavité orbitaire. La conservation des différentes structures oculaires ou perioculaires, comme le globe lui-même, les muscles oculo-moteurs, et même les paupières, sont autant d'éléments que l'ocularistе devait (et doit encore) prendre en compte lorsqu'il fabriquait la prothèse et devait l'insérer dans la cavité orbitaire.

Diverses situations pouvaient se présenter.

L'œil a été conservé

La présence de l'œil dans la cavité oculaire est la situation la plus favorable. Mais selon les cas, l'œil est plus ou moins affaissé, soit par un phénomène atrophique, soit parce qu'il a été réduit par un geste chirurgical (amputation de l'hémisphère antérieur par exemple). La cornée a pu ou non être conservée. Cette diminution de volume de l'œil permet l'insertion de la prothèse entre lui et les paupières. La prothèse, en appui sur l'œil restant et les structures orbitaires et périorbitaires (paupières) a toutes les chances de suivre les mouvements imprimés par ces différents éléments, synchrones de l'œil controlatéral, donnant ainsi l'illusion parfaite d'un œil véritable.

Lorsque l'œil a conservé son volume initial, l'insertion de la prothèse est plus problématique. Seule une prothèse très fine, comme une lamelle, peut espérer se glisser entre le globe et les paupières. Cette configuration impose un appui et des frottements marqués de la prothèse sur le globe restant, notamment sur sa cornée, source d'intolérance.

La nécessité de disposer d'un espace suffisant pour introduire la prothèse amenait certains chirurgiens, lorsqu'il était évident que la vue serait perdue, à entretenir la suppuration de l'œil malade pour qu'en détruisant les tissus, elle réalise une réduction naturelle du moignon oculaire. Cette suppuration dirigée avait comme objectif de réduire d'un quart ou d'un tiers le volume du globe oculaire. Dans le cas où l'œil était trop volumineux, un geste chirurgical emportant iris et cornée pouvait être réalisé, permettant l'évacuation de l'humeur aqueuse et du vitré, affaissant ainsi le globe oculaire[49].

A l'inverse, la technique chirurgicale prenait en compte les possibilités d'appareillage prothétique, puisque Heister recommandait que « *le chirurgien ait soin, comme nous l'avons déjà recommandé, de ne rien retrancher de l'œil malade au-delà de sa partie antérieure, à moins qu'il n'y fut forcé par la nature du mal*[50]. » Ce soin à préparer l'œil à la mise en place d'une prothèse était remarquable au XVIIIe siècle.

L'œil a été énucléé

La situation où l'œil a été retiré et l'orbite évidée, n'est pas, contrairement à ce que l'on pourrait penser, une configuration idéale. Elle oblige à insérer une prothèse volumineuse, qui sera quasiment immobile, le jeu des paupières étant insuffisant à la mobiliser.

Les paupières ont été endommagées ou retirées

Dans les traumatismes graves du visage, des infections ou des tumeurs étendues, la perte de l'œil a pu

49 De Saint-Yves : Nouveau traité des maladies des yeux. Amsterdam, L'Honoré, 1736.
50 Heister : Institutions de chirurgie. Tome 2. Avignon, Niel, 1770.

s'accompagner de celle des paupières. La cicatrisation obtenue par un lambeau cutané ou le simple bourgeonnement de la plaie secondairement épidermisée, aboutit à la disparition de l'orbite, inaccessible à une restauration prothétique.

De même, la présence d'un ectropion (relâchement de la paupière inférieure, fréquemment observé chez les vieillards), empêchait la mise en place de la prothèse.

Au début du XIXe siècle, Hazard-Mirault[51] insistait sur l'absence de nécessité d'un geste chirurgical en vue de la pose d'une prothèse oculaire : « *Une opération chirurgicale ne doit jamais précéder l'introduction de l'œil artificiel* ». S'il retient de façon tout à fait exceptionnelle la possibilité de confier le patient au chirurgien pour affaisser un œil trop volumineux (par incision de la cornée) il s'oppose farouchement à l'idée alors répandue selon laquelle « *on est contraint quelquefois d'extirper l'œil pour pouvoir employer les yeux d'émail.* » Boyer, dans un ouvrage paru deux ans avant celui de Hazard-Mirault affirmait effectivement qu'un œil en émail ne pouvait être utilisé si le volume du globe oculaire n'avait pas été réduit d'un tiers de son volume[52]. Ambroise Paré, lorsqu'il traite des yeux artificiels, ne subordonne pas l'introduction de l'œil artificiel à un quelconque geste chirurgical[53]. Si l'œil restant est trop volumineux pour permettre l'introduction d'une prothèse, il conseille d'utiliser un *ecblépharі*, artifice oculaire placé devant les paupières que nous détaillerons dans le chapitre suivant.

---

[51] Hazard-Mirault : Traité pratique de l'œil artificiel. Paris, 1818.
[52] Boyer : Traité des maladies chirurgicales et des opérations qui leur conviennent. Paris, 1816.
[53] Paré A. : Le moyen d'avoir un œil artificiel. In Les œuvres d'Ambroise Paré, 12 éd., Lyon, Jean Grégoire, 1644, livre XXIII.

L'ŒIL ARTIFICIEL (XVIe – XVIIIe SIECLE)

Boissonneau pensait que les yeux artificiels fabriqués en émail ou en métal émaillé et peint pour orner les statues et les momies, sous le règne de Ptolémée-Philadelphe, avaient pu être utilisés chez des sujets vivants. L'émail en fusion était coulé dans des moules en terre puis retouché avec divers outils[54]. L'émail modelé laissa la place, vers le XIVe ou XVe siècle, à l'émail dit de verre modelé à la lampe. Depuis cette période, les yeux en émail ont souvent été désignés par « yeux de verre »[55]. La plus grande confusion règne alors, qui ne permet pas, sauf mention explicite, de savoir avec précision de quelle matière il est exactement question, émail ou verre, dans les divers textes traitant des yeux artificiels.

Première représentation : Ambroise Paré, 1561

Il semble n'exister aucune référence aux yeux artificiels dans la période moyenâgeuse. Divers auteurs avancent cependant que Paul d'Egine (625 ?-690 ?) aurait fait la description d'un tel œil. Cette affirmation est erronée, la chirurgie de Paul d'Egine, si elle traite bien de chirurgie oculaire, ne fait aucune mention d'une quelconque prothèse oculaire[56].

La référence à Egine reparaît à propos de l'œil artificiel décrit à la Renaissance par Ambroise Paré (1510-1590), qui évoque « *un œil fait par artifice* », pour remplacer un œil manquant. Pour Malgaigne, Paré aurait reconnu avoir

54 Boissonneau A. : Traité théorique et pratique de l'œil artificiel. Paris, 1840.
55 Ibid.
56 Briau R. : Chirurgie de Paul d'Egine. Paris, Masson, 1855.

emprunté à Paul d'Egine la description de ces prothèses et des masques faciaux destinés à la correction du strabisme chez l'enfant. Si la référence à Egine est vraie pour les masques (Paré cite le Livre 3, Chapitre 22 de la Chirurgie d'Egine), elle semble erronée pour les prothèses. Cependant, dans les traductions d'Egine que nous avons consultées, pas plus que pour les prothèses oculaires, il n'est fait mention de masques pour corriger le strabisme. Si l'on ne met pas en doute la référence à Egine faite par Paré, il faut alors admettre que les traducteurs d'Egine ont travaillé sur une version de la chirurgie d'Egine différente de celle à laquelle Paré fait référence.

Quoi qu'il en soit, Paré présenta pour la première fois en 1561 le dessin de prothèses oculaires[57] (Fig. 4), sans aucune référence à Egine : « *on pourra adapter dans l'orbite, un œil fait par artifice, comme ceux-ci figurés, qui sont seulement pour l'ornement des patients. Ces yeux seront d'or, émaillés de couleur semblable au naturel.* » Ces cupules ovoïdes d'or ou d'argent étaient colorées par application à chaud d'émail incrusté d'oxydes colorés[58].

---

[57] Paré A. : La méthode curative des playes et fractures de la teste humaine. Royer, 1561. Disponible sur le site de la BIU santé Paris : http://www2.biusante.parisdescartes.fr/livanc/index.las?cote=72176&do=chapitre

[58] Dolhem R. : De la prothèse oculaire et des ocularistes, quelques repères historiques. J. Fr. Ophtalmol., 2002, 25, 4, 434-438.

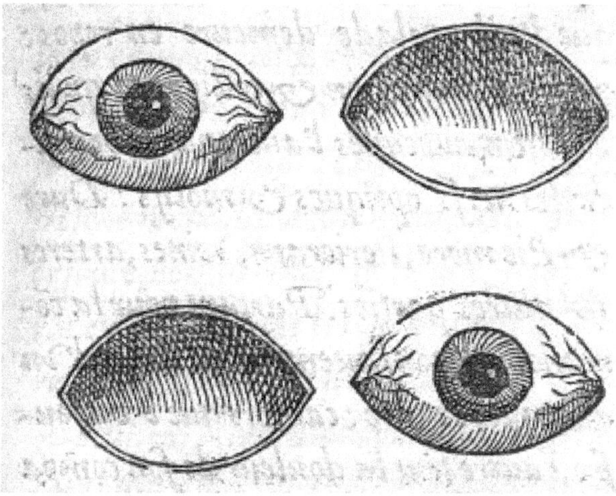

Figure 4 : Yeux faits par artifice. In Paré A. : La méthode curative des playes et fractures de la teste humaine. Royer, 1561. Image © BIU santé Paris (Document en Licence Ouverte).

Dans une réédition posthume (1644), le texte de Paré sera illustré de deux modèles de prothèses[59], qui seront désignés en 1749 par Mauchart[60] comme hypoblephari et ecblephari. En 1740, Pellier de Quengsy décrit ces deux types de prothèses, mais sans utiliser les termes hypoblephari et ecblephari[61]. Ces deux termes seront encore en usage au XIXe siècle[62].

Hypoblephari

C'est le premier modèle de prothèse oculaire décrit par Paré dès 1561. Dans son principe, cette prothèse est simi-

---

[59] Paré A. : Le moyen d'avoir un œil artificiel. In Les œuvres d'Ambroise Paré, 12 éd., Lyon, Jean Grégoire, 1644, livre XXIII.

[60] Mauchart : Oculus artificialis. Tubingen, 1749.

[61] Pellier de Quengsy G. : Précis ou cours d'opérations sur la chirurgie des yeux. Tome 2. Paris, 1740.

[62] Hazard-Mirault : Traité pratique de l'œil artificiel. Paris, 1818.

laire à celles que les Egyptiens utilisaient sur les momies. Il évoque une demi-coque de noix faite en or émaillé sur ses deux faces et introduite dans la cavité orbitaire (Fig. 5). Des modèles moins coûteux seront fabriqués en fer. La face apparente est émaillée de manière à copier un œil naturel. Le modèle était adapté à l'œil après de multiples essais de pose, l'artisan limant les bords en métal jusqu'à ce que le port soit confortable, ou plutôt, moins insupportable.

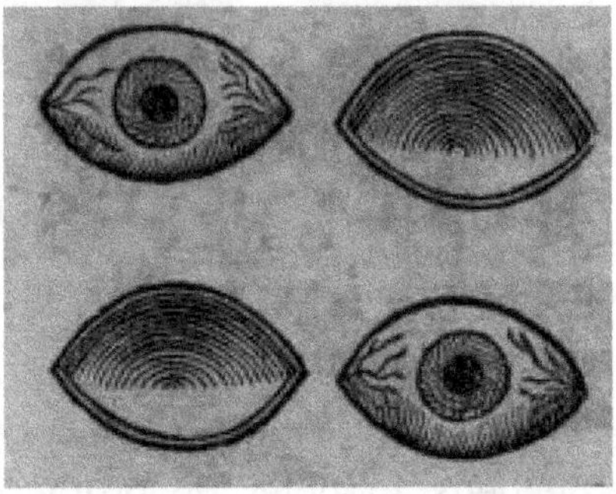

Figure 5 : Hypoblephari. Yeux artificiels en or émaillé à glisser sous les paupières. In Ambroise Paré, 1644.

Ecblephari

Le second modèle d'œil artificiel décrit par Paré lorsque le précédent s'avère inutilisable et impossible à loger dans la cavité orbitaire, était conçu sur le modèle d'un serre-tête (Fig. 6). Il s'agit d'un fil de fer aplati, plié et couvert de velours ou de taffetas, dont l'une des extrémités, plate, est plaquée en arrière de la tête, et l'autre, en forme d'œil, est recouverte de cuir façonné et peint de manière à simuler un œil. Cette dernière partie, appliquée sur l'œil, est maintenue en place grâce à la monture qui passe sur l'oreille et enserre la moitié de la tête[63]. Ce type de prothèse rappelle celle des Egyptiens, faite d'une plaque de métal peinte fixée par des liens autour de la tête.

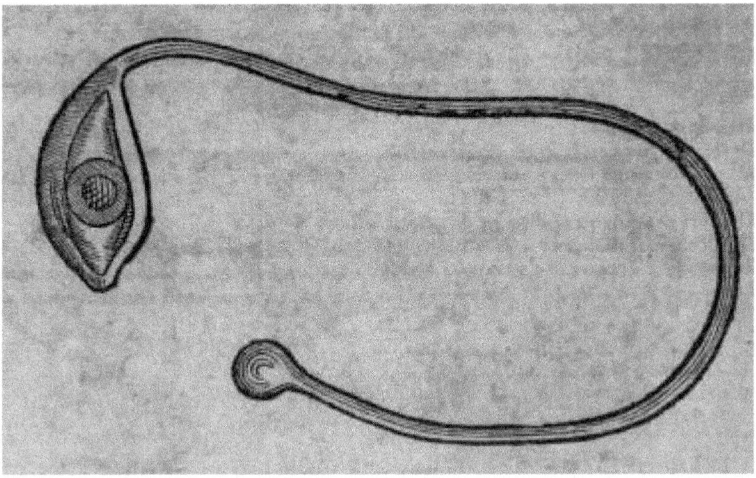

Figure 6 : Ecblephari. Modèle d'œil artificiel en fil de fer recouvert de cuir peint posé sur les paupières. Fixation autour de la tête. In Ambroise Paré, 1644.

Venise : yeux artificiels en verre

Slonim et Martino avancent (sans citer de référence) la date de 1579 pour la création par les verriers vénitiens de la première prothèse oculaire, mince coque de verre placée sous les paupières, inconfortable en raison de ses bords acérés[64]. Les structures colorées de l'œil étaient peintes sur le verre. Cette création serait donc postérieure à la description faite par Paré en 1561. Venise eut le monopole de la fabrication du verre jusqu'au XVIe siècle, ce qui fit sa richesse. Elle protégea farouchement ses secrets en confi-

---

[63] Paré A. : Le moyen d'avoir un œil artificiel. In Les œuvres d'Ambroise Paré, 12 éd., Lyon, Jean Grégoire, 1644, livre XXIII, 572.
[64] Slonim CB., Martino AZ. : Eye was there : A patient's guide to coping with the lost of an eye. Bloomington, Authorhouse, 2011.

nant ses verriers dans l'île de Murano. Mais à partir du XVIIe siècle, des verriers vénitiens s'installèrent en France, en Allemagne et en Angleterre. Leur production, et notamment celle des verriers de Bohême qui développèrent la technique de coloration du verre dans la masse, portèrent un rude coup aux produits vénitiens[65]. Jessenius, médecin hongrois, évoque en 1601 un orfèvre florentin qui fabriquait à Venise des yeux artificiels avec beaucoup d'habileté, qu'il vendait six ou sept couronnes[66].

Girolamo Fabrizi d'Acquapendente (1537-1619) évoque lui aussi Venise comme centre de fabrication d'yeux artificiels en verre : « *Il faut rechercher, tant qu'on pourra, la bienséance de la partie en supposant un autre œil de verre en la place de celuy qui y estoit ; car, par ainsi, on couvre la difformité de ladite partie par un œil artificiel et équivoque. De sorte que quand il est bien contrefait, on a prou peine de distinguer du naturel. Au reste la ville de Venise fournira toujours assez de tels yeux empruntez, et aveugles à ceux qui en auront besoin*[67]. »

Une prothèse en verre de ce type, datée du XVIIe siècle, a été découverte à l'emplacement d'un ancien temple huguenot de Charenton à Saint-Maurice dans le Val-de-Marne, dans la tombe 280, lors d'un sauvetage archéologique mené par l'INRAP en 2005. La prothèse a été trouvée dans la tombe d'un enfant de deux ans, inhumé en cercueil, mais dont les ossements ont été mélangés avec ceux d'un adulte enterré ultérieurement. Il s'agissait d'une

[65] D'Hondt P. : Venise, l'art de la verrerie. Liège, Paris, Berlin, Claesen, 1891.

[66] Jessenius : Institut. Chirurg. Witteberg, 1601. Cité dans Coulomb R. : Les fabricants d'yeux artificiels (depuis les temps anciens jusqu'au milieu du XIXe siècle). Paris, Annales d'oculistique, octobre 1916, 1-14.

[67] Acquapendente F. : Œuvres chirurgicales. Lyon, Ravaud, 1643, 396.

prothèse en verre complète mais fendue en deux (Fig. 7). Les archéologues y ont identifié quatre couleurs : blanc opaque pour la sclérotique, bleu clair translucide à transparent pour l'iris, bleu foncé pour la pupille, marron-rouge (à l'origine rouge sang) pour les vaisseaux sanguins. Elle avait la forme d'une coque creuse, plutôt mince, son épaisseur étant de 1 mm (2,5 mm au niveau de l'iris). Elle mesurait 2,8 cm de long pour une largeur de 1,8 cm. La prothèse présentait des signes d'usure, le verre étant opaque[68].

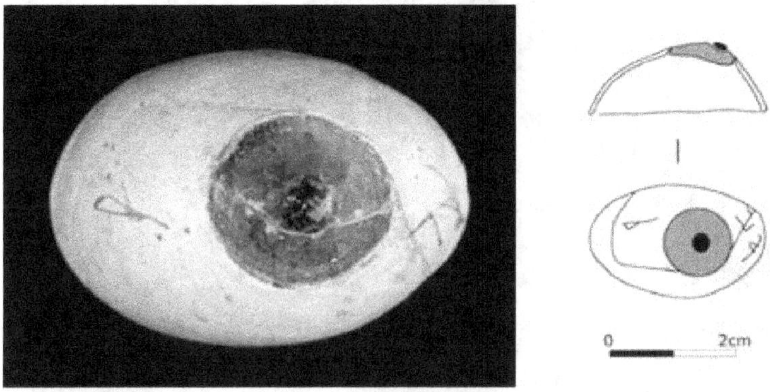

Figure 7 : Prothèse en verre trouvée dans l'ancien temple huguenot de Charenton, tombe 280, lors d'un sauvetage archéologique mené par l'INRAP en 2005. Circa XVIIe. Reproduction avec l'aimable autorisation de Nicole Vanpeene. © Photo et dessin, Nicole Vanpeene.

Une prothèse similaire mais avec un iris marron et une pupille noire a été découverte dans un ossuaire (constitué de 1679 à 1804) lors d'une fouille dans le cimetière de

---

[68] Vanpeene N. : Prothèse oculaire en verre mise au jour dans le cimetière Huguenot de Charenton du XVIIe siècle, à Saint-Maurice (Val-de-Marne). Bulletin de l'Association Française pour l'Archéologie du Verre, 2009, 79-80. Site Internet : http://www.afaverre.fr/

l'église Sainte-Marguerite (Paris XIe) (Fig. 8)[69]. Cette prothèse oxydée par les années d'enfouissement a été rénovée par un bain dans du paraloïd qui lui a rendu ses couleurs d'origine. Ces deux prothèses ont été soumises à l'appréciation de Michel Durand, ocularíste parisien, qui a considéré la prothèse de Charenton comme une prothèse « de base » comparée à celle du cimetière de l'église Sainte-Marguerite, cette dernière, plus sophistiquée, étant probablement plus facile à tolérer[70].

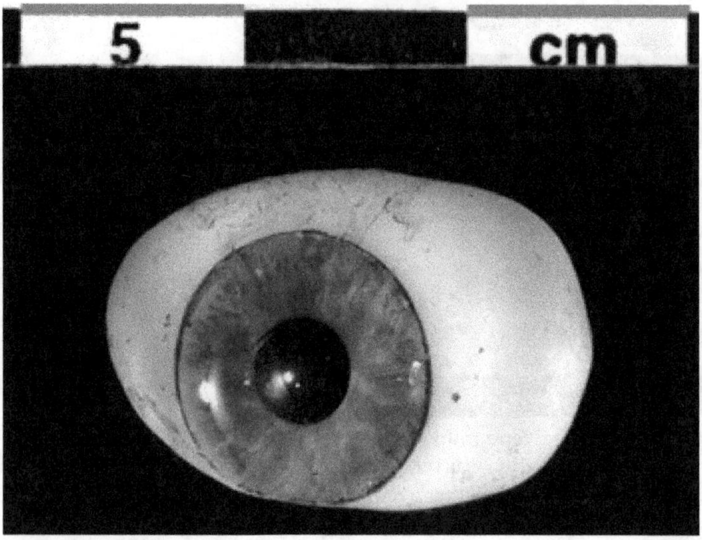

Figure 8 : Prothèse oculaire découverte dans le cimetière de l'église Sainte-Marguerite (Paris, XIe arr.) © Christian Rapa / Ville de Paris, DHAAP-CVP.

[69] Lagarde F. (Dir.) : Cimetière de l'église Sainte-Marguerite, 40, rue Saint-Bernard, Paris XIe, Rapport final d'opération, DHAAP/SRA, 2009, 78-79.

[70] Vanpeene N. : Prothèse oculaire [courrier électronique]. Destinataire JP Martin, 13 novembre 2013, communication personnelle.

Des yeux en verre, cristal, métal ou pierre

A la Renaissance, les yeux artificiels étaient en or émaillé pour les plus chers, vraisemblablement produits par des orfèvres, ou faits d'autres métaux plus courants pour une clientèle moins aisée. Dans une édition de 1658[71], Acquapendente ajoute des précisions sur la nature et la forme des prothèses : « *De l'œil tiré et perdu, je dirai seulement ceci, qu'il ne se peut corriger que par quelque chose qui lui ressemble. C'est à savoir, avec un œil de verre, ou de pierre, ou d'argent, ou d'autre matière, qui soit du tout semblable en couleur, figure, grandeur, et situation à l'œil sain. Que si l'œil est tout à fait arraché, il y en faut mettre un qui soit rond. Que s'il en reste encore quelque portion, il y faut approprier une écorce de verre qui soit cave en dedans.* »

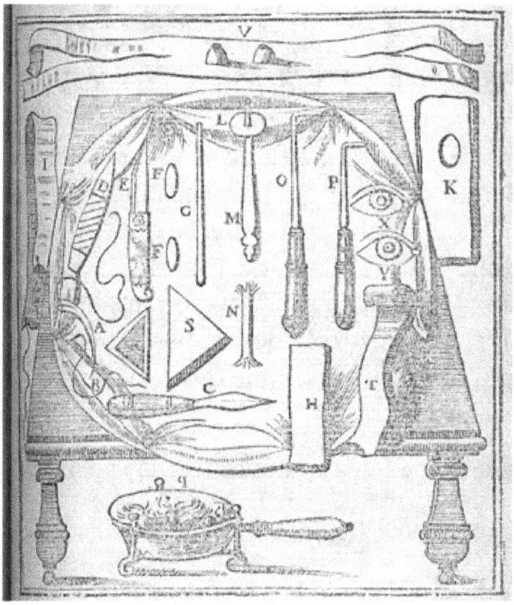

Figure 9 : Yeux en cristal (X, Y) sur la planche des instruments des opérations des angles des yeux. In Dionis : Cours d'opérations de chirurgie démontrées au jardin royal. 5è Ed. Paris, Veuve d'Houry, 1757.

[71] Acquapendente F. : Œuvres chirurgicales. Paris, Pocquet, 1658.

Dionis évoque des prothèses faites de cristal (Fig. 9) : « *on en fait faire de cristal tel que l'un de ces deux marqués X & Y [...] Ils sont peints de la même couleur que le naturel, et on les fait cuire au fourneau, comme le verre peint des églises.* » [72]

Les prothèses oculaires n'étaient donc pas uniquement faites de verre peint, mais aussi de cristal, de pierre ou de métal. La forme tenait compte de la vacuité complète ou incomplète de l'orbite. Worm précise que la face postérieure des prothèses oculaires en verre pouvait être recouverte d'une couche de plomb, métal facile à travailler pour une meilleure adaptation au moignon du globe oculaire[73]. Presque un siècle plus tard, Antonii Nuck conseillait, durant quelques jours, le port d'une prothèse en plomb évidée, qui participait au façonnage du moignon, avant la mise en place de la prothèse en verre ou en métal émaillé[74].

Haug et Mauchart : premiers traités sur l'œil artificiel

Les deux premiers traités consacrés exclusivement à l'œil artificiel datent de 1749. Il s'agit de la thèse de Mauchart, document en latin de vingt-quatre pages qui reprend les modèles de prothèses décrits par Paré et qu'il baptise hypoblephari et ecblephari[75], et auquel aurait répondu l'ouvrage de Phillip Adam Haug[76]. Haug mentionna un certain Woolhus qui fit état en 1681 de prothèses oculaires à usage humain fabriquées sous le règne des Ptolémées en

---

[72] Dionis : Cours d'opérations de chirurgie démontrées au jardin royal. 5è Ed. Paris, Veuve d'Houry, 1757.

[73] Worm O. : Museum wormianum seu historia rerum rariorum. Lyon, Elsevirium, 1655.

[74] Nuck A. : Operationes et experimenta chirurgica. Lyon, Luchtmans, 1733.

[75] Mauchart : Oculus artificialis. Tubingen, 1749.

[76] Haug PA. : Dissertation de oculo artificiali, Ekblepharo et Ypoblepharo. Tübingen, marz, 1749.

285 av. JC., et d'un livre sur l'histoire de l'Ethiopie dans lequel un individu devint riche en vendant des yeux artificiels en or. Coulomb n'accorda aucune crédibilité aux propos de Woolhus[77]. Mauchart ajouta aux prothèses de Paré les modèles anatomiques et pathologiques de l'œil, dont les émailleurs parisiens du XVIIIe s'étaient fait une spécialité. Mauchart donne les mesures précises des prothèses oculaires, neuf à dix lignes de longueur (soit vingt-deux millimètres), une-demi à deux lignes d'épaisseur au centre, pas plus d'une demi-ligne à la périphérie, le poids ne dépassant pas vingt-quatre grains (1,27 g). Ces prothèses étaient donc extrêmement fines, quelques millimètres d'épaisseur tout au plus. Les yeux en or, plus lourds (entre 3,8 et 7,6 g) étaient de qualité moindre que les yeux en verre. Mauchart, contrairement à Worm, estimait inutile de recouvrir la paroi postérieure de la prothèse de cire ou de plomb, ce qui l'alourdissait inutilement[78].

Métal peint, métal émaillé, verre

Pansier affirme que la fabrication d'yeux artificiels en or ou en argent a rapidement cédé la place au verre et au métal émaillé vers le XVIIe siècle. Mauchart affirme lui-aussi que depuis le XVIIe siècle, le verre avait remplacé le métal. Ceci n'est pas totalement vrai, puisque Heister, à la fin du XVIIIe siècle, cite encore les yeux postiches faits de « *lames concaves de verre, d'or ou d'argent, qu'on colore tout comme les yeux naturels*[79]. » Il conseillait néanmoins le verre plutôt que le métal, pour une meilleure tolérance. Le verre était encore peint, comme le confirme Deshais-Gendron en 1770 : « *Les yeux artificiels sont faits de verre*

[77] Coulomb R. : Les fabricants d'yeux artificiels (depuis les temps anciens jusqu'au milieu du XIXe siècle). Paris, Annales d'oculistique, octobre 1916, 1-14.

[78] Mauchart : Oculus artificialis. Tubingen, 1749.

[79] Heister : Institutions de chirurgie. Tome 2. Avignon, Niel, 1770.

peint[80]. » Certains yeux en verre fondu dans un moule, étaient peints à l'huile sur leur face interne, afin que par transparence, on vit l'iris, la sclérotique et la pupille[81].

Il est probable que les diverses techniques aient cohabité, la production devant être confidentielle, comme le suggèra Worm en classant les yeux artificiels dans son musée d'objets rares[82].

La production d'yeux artificiels en verre aurait été essentiellement le fait des verriers de Venise jusqu'au XVIIe siècle, avant d'être progressivement supplantée par les productions en émail des artisans parisiens.

Curiosité : yeux peints sur bésicles

Au XVIIIe siècle, on peignit à l'huile, sur la face postérieure d'un verre de bésicle[83], l'œil et ses annexes, avec un résultat probablement peu convaincant (Fig. 10).

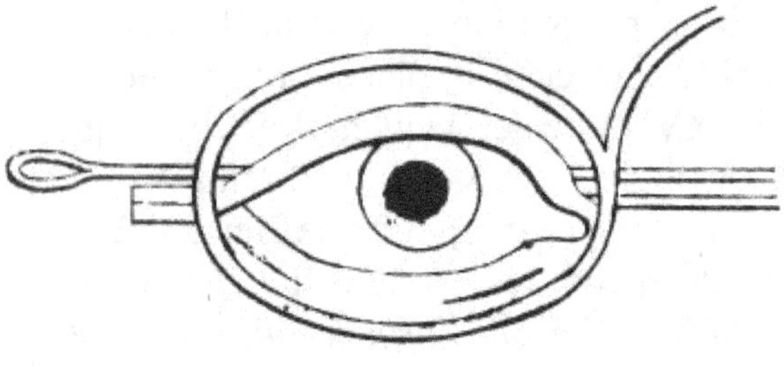

Figure 10 : Œil peint sur la face postérieure d'un verre de bésicle. In Boissonneau A : Traité théorique et pratique de l'œil artificiel. Paris, 1840. © Coll. de l'auteur.

[80] Deshais-Gendron LF. : Traité des maladies des yeux. Tome 2. Paris, Herissant, 1770.

[81] Boissonneau A : Traité théorique et pratique de l'œil artificiel. Paris, 1840.

[82] Worm O. : Museum wormianum seu historia rerum rariorum. Lyon, Elsevirium, 1655.

[83] Boissonneau A : Traité théorique et pratique de l'œil artificiel. Paris, 1840.

Innovation : les yeux en émail soufflé

Boissonneau évoque un Hollandais, qui, au XVIIe siècle, « *supprimant la coque métallique, tenta avec succès le modelage des émaux ramollis à la lampe d'émailleur, puis, qu'employant ces matières concurremment avec le verre, il obtint de celui-ci une parfaite imitation de la cornée*[84]. » Des yeux artificiels en émail furent également réalisés à Prague[85].

Verre et émail différaient par leur composition chimique (Tab. 1)

Verre	Email
Silice : 69	Silice : 30
Chaux : 13	Potasse : 20
Soude : 15	Oxyde de plomb : 40
Alumine : 2	Oxyde d'étain : 10

Tableau 1 : Composition chimique du verre et de l'émail, en pourcentage. D'après Pansier, 1895.

L'émail est un verre opaque très fusible, qui se travaillait au chalumeau, sous forme de baguettes de différentes couleurs, dont chaque émailleur gardait le secret de la composition exacte. Les couleurs étaient obtenues par l'adjonction d'oxydes métalliques : oxyde de cobalt (bleu), protoxyde de cuivre (rouge), bioxyde de cuivre ou oxyde de chrome (vert), oxyde d'uranium (jaune), oxyde de cobalt et peroxyde de fer mélangés (noir). Certains émailleurs utilisaient des baguettes d'émail contenant deux couleurs pour imiter les stries de l'iris[86].

---

[84] Ibid.

[85] Coulomb R. : Les fabricants d'yeux artificiels (depuis les temps anciens jusqu'au milieu du XIXe siècle). Paris, Annales d'oculistique, octobre 1916, 1-14.

[86] Pansier : Traité de l'œil artificiel. Paris, 1895.

La paternité du premier œil artificiel en émail soufflé n'est pas attribuée. Bien que De Pauw (cité par Boissonneau) pensait que les premiers yeux artificiels en émail ont été conçus dans la grande verrerie de Thèbes, on date généralement leur invention de la seconde moitié du XVIIIe siècle[87]. Boissonneau affirme que la technique de modelage des émaux à la lampe fut inventée par le Hollandais Demmenie, originaire de Leyde[88], tout en rappelant que c'est un souffleur de perle du XVIe, dont le nom s'est perdu, qui, le premier, tenta les premiers essais de l'emploi exclusif des matières vitrifiées. Ce sont les émailleurs parisiens Roux, Auzou et Carré que les auteurs citent le plus souvent lorsqu'ils traitent des yeux en émail soufflé du XVIIIe.

Thunberg, voyageur et botaniste suédois qui séjourna à Paris en 1770-1771, eut le privilège d'être admis dans l'atelier de Roux Nous rapportons ici le récit de sa visite qui nous permet de découvrir l'atelier et la façon de faire d'un émailleur du XVIIIe. Cette visite eut lieu le 12 juin 1771 : « *Sur une table recouverte d'une plaque de laiton, est un tiroir plein d'huile, avec une fort grosse mèche ; sous cette même table un soufflet qu'il fait aller lui-même, dont le bout passe à travers la table, et se termine par un conduit de verre courbé, qui répond auprès de la lampe ; il s'en sert pour mettre l'émail en fusion. Il commence par mettre le globe de l'œil au bout d'un tuyau de pipe, le cercle s'élargit, et on ne le retire que quand il y a un trou pour la cornée, qu'il fait avec de l'émail bleu ; il chauffe l'extrémité de cette composition, souffle la cornée et le reste du globe. Il prend ensuite un bâton d'émail bleu mêlé de blanc, pour faire des points dans l'intérieur de la cornée ; il en distribue encore de blancs parmi ceux-ci,*

---

87 Ibid.

88 Boissonneau A : Traité théorique et pratique de l'œil artificiel. Paris, 1840.

qu'il entremêle encore de petits traits bleus et blancs et fond toutes ces couleurs au feu. La prunelle se fait avec un émail noir dessous lequel se trouve une plus forte épaisseur de cristal fin, pour rendre la cornée transparente. Toute cette composition prend au feu la forme qui lui convient ; l'artiste retire le tuyau de pipe, après avoir adapté un bâton de cristal à la cornée, et l'orbite se forme en dedans. Il se sert d'un compas très exact pour arrêter, tout en soufflant, la grandeur de la prunelle et de sa convexité. Il enlève de l'œil le superflu qui pourrait nuire à l'accord de toutes les parties, et unit les bords en les passant au feu. Avant de retirer la pipe, il souffle le globe de l'œil des deux côtés, afin de former les fontaines lacrymales. Quand l'opération touche à sa fin, il colle légèrement un bâton de cristal dans le coin de l'œil, et retire celui qui tenait à la cornée ; on souffle pour égaliser les petites cavités qui pourraient être restées. On met enfin l'œil dans un tiroir plein de feu et de cendres chaudes, où il se refroidit insensiblement. Cet ingénieux artiste travaille avec des lunettes dans une chambre obscure, dont les volets sont fermés. Devant son feu est une plaque de métal avec un manche, et dont la partie convexe est tournée du côté du feu[89]. »

Chaque émailleur apporta des variantes mineures dans cette technique, mais le principe resta le même, comme on peut le lire dans l'ouvrage de Coulomb en 1905[90].

Tolérance médiocre des prothèses oculaires

Quant à la tolérance de ces prothèses, elle était mauvaise, faute d'une adaptation suffisante au moignon du globe oculaire ou au volume de l'orbite. Pour les modèles en métal ou en verre peint, la dégradation rapide de la

---

[89] Thunberg C.P. : Les voyages de C.P. Thunberg au Japon. Tome 1. Paris, 1796.

[90] Coulomb R. : L'œil artificiel. Paris, JB. Baillière et fils, 1905.

peinture qui s'écaillait, créait autant de corps étrangers source d'irritation et de surinfection. Citons à titre d'exemple les propos de Heister : « *Il arrive quelquefois, comme j'en ai vu plus d'un exemple, que les yeux artificiels, surtout lorsqu'ils ne sont pas bien faits, causent par leur présence une irritation suivie de fluxions et d'inflammations très fâcheuses, et d'autres accidents de cette espèce, qui se communiquant peu à peu à l'œil sain, l'affaiblissent extrêmement*[91]. » Ces constatations sont récurrentes dans les publications du XVIIe au XIXe siècle. Rappelons que bien souvent, le choix de la prothèse se faisait sans voir le patient, éloigné géographiquement, qui la commandait par correspondance. Malgré l'envoi des mesures de son œil, le choix se faisait au mieux parmi une douzaine de prothèses que l'ocularíste envoyait pour essai.

Moulage de la cavité oculaire

Différentes techniques de « prise d'empreinte » de l'œil sain (pour fabriquer la partie conjonctive + cornée) et de l'œil perdu (pour fabriquer la partie postérieure au contact du moignon), furent ainsi développées pour essayer de fournir au patient la prothèse la plus adaptée à son cas. Ritterich rapporte une technique de moulage utilisant du plâtre fin coulé dans l'œil[92].

Au début du XXe siècle, le coulage de plâtre pur dans l'œil était toujours d'actualité. Coppez (Bruxelles) utilisait la pâte de Gilbert habituellement à usage odontologique, qu'il introduisait dans l'orbite après l'avoir ramollie avec de l'eau chaude. Si cette méthode rendait de bons résultats pour le moulage des reliefs du fond orbitaire, elle était moins performante pour celui des culs de sac conjonctivaux, zone essentielle d'appui de la prothèse oculaire.

---

[91] Heister : Institutions de chirurgie. Tome 2. Avignon, Niel, 1770.
[92] Ritterich FP. : Das kunstliche auge. Leipzig, Wigand, 1852.

Dans les cas difficiles, avec des brides ou des culs de sac conjonctivaux peu marqués, Coppez utilisait lui aussi le plâtre. Dans le cas où le moulage était impossible, Coppez façonnait un œil en pâte de Gilbert, qu'il taillait jusqu'à ce qu'il s'adapte au mieux à la cavité orbitaire[93]. Théophile Domec (Dijon) préféra la paraffine qu'il ramollissait et maintenait en place dans l'orbite durant un quart d'heure[94]. L'inconvénient de ces méthodes qui différaient uniquement par la matière employée, était de ne pas fournir une idée précise du volume de la cavité orbitaire, une fois les paupières fermées.

Coulomb essaya d'améliorer la technique à l'aide d'un petit instrument de sa conception. Les paupières étaient coincées entre les deux cupules de l'instrument, et maintenues fermées. Une seringue adaptée à l'instrument servait à injecter de la paraffine chauffée à 50° C dans l'orbite. Une fois refroidie, la paraffine avait parfaitement pris l'empreinte de la cavité orbitaire[95] (Fig. 11).

Hygiène de la cavité oculaire

Il était vivement recommandé d'avoir une hygiène parfaite dans la gestion de la prothèse oculaire. Mauchart préconisait de laver la cavité orbitaire avec une éponge imbibée d'eau de rose[96]. Il était bon également de pouvoir disposer de différents modèles de prothèses, afin de trouver celui qui était le mieux adapté à la conformation de l'orbite et du moignon. Enfin, ces prothèses étaient fragiles, s'usaient rapidement, se cassaient, et pouvaient être

---

[93] Coppez MH. : Quelques remarques sur la prothèse oculaire. Bulletin de la société belge d'ophtalmologie, n° 9, novembre 1900, 6A.

[94] Domec T. : Du moulage de la cavité orbitaire au moyen de la paraffine en vue de la prothèse oculaire. Steinheil, 1902.

[95] Coulomb R. : Nouveau procédé de moulage de la cavité orbitaire. Annales d'oculistique, 67e année, Tome CXXXII, juillet 1904.

[96] Mauchart : Oculus artificialis. Tubingen, 1749.

perdues. Mauchart détailla les inconvénients des prothèses oculaires : elles se couvraient de buée dans les atmosphères enfumées, elles pouvaient être expulsées de l'orbite en cas d'éternuement, être brisées par un choc, les fragments blessant l'orbite. Parfois, en raison d'une mauvaise technique, si la pièce avait été refroidie trop rapidement et non recuite, elle pouvait casser sous le simple effet de la chaleur de la main[97]. Si leur remplacement était facile en ville, il devait être beaucoup plus problématique pour les patients vivant en zone rurale. Certains augmentaient la durée de vie de leur prothèse en la polissant régulièrement avec de la toile enduite de cire à modeler imprégnée d'une fine poudre d'émeri.

La plupart des ocularistes conseillaient de retirer la prothèse oculaire la nuit. Cependant, certains patients, soucieux de garder une apparence agréable même la nuit pour leur conjoint, conservèrent leur prothèse en continu. Progressivement, il apparut que cette pratique n'était pas si délétère que cela, en dehors d'une usure plus rapide de la prothèse et parfois quelques problèmes de tolérance. Coulomb finit par adopter cette attitude en conseillant toutefois aux patients d'avoir deux prothèses, une de jour et une de nuit, cette dernière étant de plus petite taille pour faciliter l'occlusion palpébrale[98].

[97] Pansier : Traité de l'œil artificiel. Paris, 1895.

[98] Coulomb R. : Du port de l'œil artificiel pendant la nuit. Paris, Steinheil, 1909.

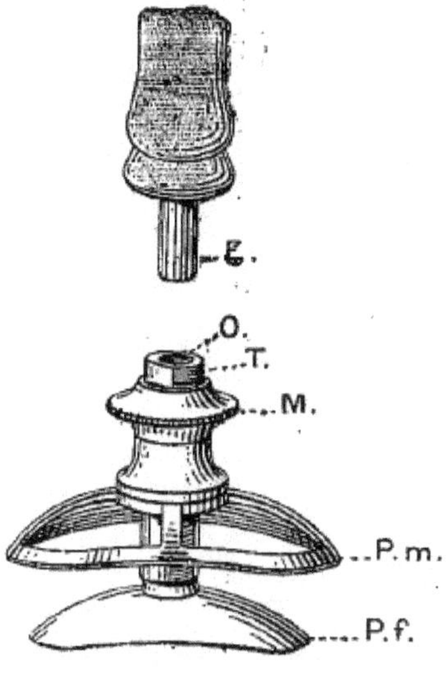

Figure 11 : Appareil de Coulomb, pour moulage de la cavité orbitaire à la paraffine. Les paupières étaient maintenues occluses en étant coincées entre les pièces P.m et P.f. In Coulomb R. : Nouveau procédé de moulage de la cavité orbitaire. Annales d'oculistique, 67e année, Tome CXXXII, juillet 1904.

L'ŒIL ARTIFICIEL AU XIXe SIECLE

Au début du XIXe siècle, la fabrication des yeux artificiels se partageait principalement entre le verre et l'émail. Weller évoque encore des yeux en or émaillé en 1832[99]. Les matières employées et les techniques avaient peu évolué depuis le XVIIe. Ainsi, Ritterich décrit en 1852[100] la même technique de soufflage de l'émail que celle rapportée par Thunberg en 1796[101]. Le XIXe siècle fut marqué par le développement de la chimie et l'apparition de matières nouvelles qui furent mises à contribution dans la fabrication des prothèses oculaires. Des ocularistes ingénieux commencèrent à personnaliser les prothèses pour un meilleur confort des patients.

Yeux en émail

L'émail, par la présence de silicate de plomb, se différencie du verre qui contient du silicate de calcium. L'émail est coloré avec divers oxydes métalliques.

L'œil artificiel se fabriquait à la lampe d'émailleur en deux parties : la sclérotique était faite par soufflage d'une boule creuse montée sur un tube de verre. On y adaptait l'iris recouvert par la chambre antérieure. La coque était ensuite découpée, recuite, puis laissée à refroidir doucement[102].

[99] Weller : Traité théorique et pratique des maladies des yeux. Tome II. Paris, Germer-Baillère, 1832.

[100] Ritterich FP. : Das kunstliche auge. Leipzig, Wigand, 1852.

[101] Thunberg C.P. : Les voyages de C.P. Thunberg au Japon. Tome 1. Paris, 1796.

[102] Coulomb R. : L'œil artificiel. Paris, JB. Baillière et fils, 1905.

Il semble que les yeux en émail furent les plus courants jusqu'au début du XIXe siècle. Les artisans parisiens détinrent le monopole de leur fabrication jusqu'à ce que Ritterich introduise cette technique en Allemagne vers 1850[103]. Les premiers essais concluants furent réalisés à Prague, Saalfeld et Leipzig[104]. Quant aux productions de Vienne, de Venise, ou d'Angleterre, elles étaient de moindre qualité que celles de Paris. Tout comme le verre, l'émail était façonné par soufflage. Ces yeux donnaient une meilleure illusion que les modèles en verre peint. Convexes en avant, concaves en arrière, ils s'attachaient à imiter au mieux « *les couleurs de l'iris, la largeur moyenne de la pupille, la saillie de la cornée, la teinte de la sclérotique et les vaisseaux qui la parcourent*[105]. » L'œil en émail devait donc avoir « *l'éclat des couleurs les plus vives, le poli du verre le plus luisant, et présenter à la vue l'aspect d'un corps mouillé*[106]. ». Il devait être « *mince et léger, sans qu'aucune de ces qualités ne compromette sa solidité*[107]. » L'insertion d'une perle de cristal simulait le relief cornéen.

Délai de mise en place

La mise en place de l'œil en émail après une intervention chirurgicale était immédiate ou différée de trois mois, après que la cicatrisation du moignon ait été obtenue. Les partisans de l'introduction précoce justifiaient leur choix pour éviter que les paupières et le moignon s'accolent en empêchant la pose d'un œil artificiel[108]. Une fois en place,

---

[103] Pansier : Traité de l'œil artificiel. Paris, 1895.
[104] Ritterich FP. : Das kunstliche auge. Leipzig, Wigand, 1852.
[105] Boyer : Traité des maladies chirurgicales et des opérations qui leur conviennent. Paris, 1816, 617-618.
[106] Hazard-Mirault : Traité pratique de l'œil artificiel. Paris, 1818.
[107] Ibid.
[108] Ibid.

les mouvements de l'œil artificiel étaient impulsés par celui des paupières, du moignon et des conjonctives, accroissant l'illusion d'un œil naturel.

Choix de l'œil artificiel : du « fait exprès » au « tout fait »

Pour un client fortuné et/ou pouvant se déplacer chez l'oculariste fabricant les yeux artificiels, le choix était fait sur mesure, tant pour la taille que la couleur. On parlait « *d'yeux artificiels faits exprès* », dont le coût était plus élevé. Pour le même client, six yeux de tailles croissantes étaient réalisés, l'essai commençant toujours par l'introduction du modèle le plus petit, jusqu'à trouver celui parfaitement adapté à la cavité orbitaire.

Pour un client pauvre et/ou ne pouvant se rendre chez l'oculiste, le choix pouvait se faire dans une collection « *d'yeux artificiels tout faits* », provenant d'essais non concluants d'yeux faits exprès et conservés par l'oculiste. Ces yeux tout faits étaient deux fois moins chers que ceux faits exprès. Ils pouvaient également être envoyés par correspondance pour « essai » à des clients éloignés, après que ceux-ci aient fait parvenir à l'oculiste leurs mensurations et la couleur de leurs yeux. Ces yeux « tout faits » étaient parfois utilisés (dans un coffret d'une vingtaine d'unités) par des médecins étrangers et des oculistes qui s'en servaient comme modèles pour commander ou réaliser des yeux pour leurs patients. Pour les oculistes très éloignés de la France, un gabarit pouvait être élaboré à l'aide de feuilles de plomb ou d'argent travaillées et introduites dans l'orbite après trempage dans du blanc d'œuf. L'emplacement de la pupille était marqué par la pointe d'un compas, et le gabarit expédié à l'oculiste français qui réalisait l'œil en émail. La couleur de l'iris était peinte sur un dessin de l'œil joint au gabarit.

Roux réalisait des yeux sans voir le patient : « *On peut aussi envoyer le dessin par la poste, avec une description bien exacte, et vous pouvez compter sur son exactitude*[109]. » Afin d'assurer le suivi de ses clients, les yeux ayant une durée de vie limitée, Roux conservait précieusement les émaux utilisés pour confectionner les yeux : « *Alors il a soin de mettre de côté les échantillons des émaux dont il s'est servi, les enveloppe dans du papier pour une prochaine fois*[110]. »

Nous avons évoqué au chapitre précédent la technique de « prise d'empreinte » de l'œil à appareiller, avec du plâtre fin préconisée par Ritterich, de la pâte de Gilbert avec Coppez, et de la paraffine avec Domec. Boissonneau préféra de la cire ramollie, et Caron du Villard du plastique ramolli. Klaunig utilisait toujours le plâtre[111]. Pansier rapporte qu'un oculariste recevait des modèles d'yeux « *en corne, en pâtes variées, en plâtre, en cire, en bois sculpté, voire même en argent, surtout en plomb. Le plus souvent on m'envoie simplement la photographie*[112]. » Dujardin préconisa le moulage avec du caoutchouc[113]. Pansier fit de même avec de la gutta-percha dans laquelle il coulait du plomb fondu pour obtenir un modèle de prothèse.

Perfectionnements apportés à la fabrication des yeux en email

François Hazard, affirme son neveu Hazard-Mirault, aurait perfectionné la technique de fabrication des yeux en émail. Ce qu'il décrit ne semble pourtant pas très différent

[109] Thunberg C.P. : Les voyages de C.P. Thunberg au Japon. Tome 1. Paris, 1796.
[110] Ibid.
[111] Pansier : Traité de l'œil artificiel. Paris, 1895.
[112] Ibid.
[113] Dujardin : La prothèse oculaire en province. Recueil d'ophtalmologie, 1883.

de la technique utilisée par Roux au XVIIe, et que nous avons détaillée précédemment. François Hazard pratiquait ainsi : « *En ne se bornant plus à une peinture appliquée sur un fond et dont les effets combinés des clairs et des ombres rappellent à notre imagination la forme et la couleur des objets qui nous environnent ; c'est ici un organe représenté isolément, modelé et peint tout à la fois, dont toutes les parties qui le composent ont la couleur qui leur est propre, dont les couleurs superposées se reflètent les unes les autres comme dans l'œil naturel. Ce sont : la sclérotique, la conjonctive, la cornée transparente, l'humeur aqueuse, l'iris, la pupille, imités, coloriés et placés matériellement, comme dans la nature, les unes dans les autres, les unes sur les autres, ou les unes à côté des autres*[114]. »

Hazard-Mirault innova en proposant des prothèses personnalisées, qui tenaient compte de la conformation du contenu de l'orbite (moignon, adhérences, etc.) ce qui était nouveau. Il échancrait le pourtour de la prothèse dans la partie correspondant à la sclérotique, évitant ainsi le recours à la chirurgie pour supprimer les excroissances gênantes (Fig. 12-13).

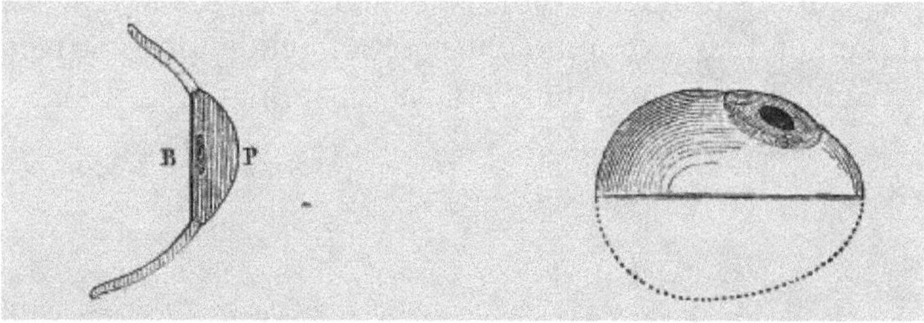

Figure 12 : Prothèse oculaire de François Hazard : la cornée (P) transparente et saillante est séparée par une chambre antérieure réelle de l'iris (B) situé à 3 mm en arrière du centre de la cornée. La forme générale est celle d'un ovoïde dont la grosse extrémité est tournée en dehors. La partie postérieure est concave pour accueillir le moignon. In Gaujot, Spillmann, 1870. © Coll. de l'auteur.

[114] Hazard-Mirault : Traité pratique de l'œil artificiel. Paris, 1818.

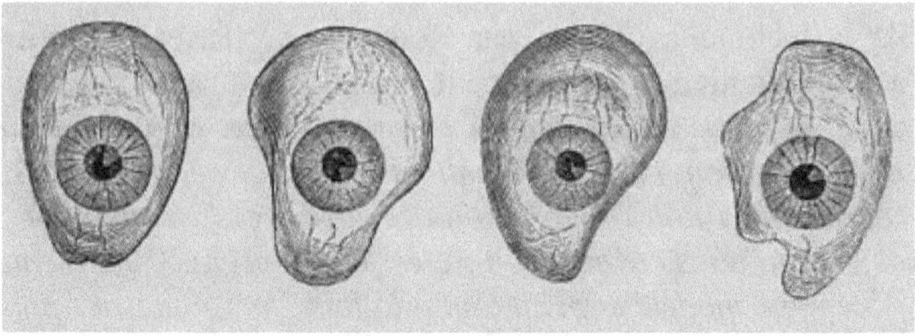

Figure 13 : Prothèses oculaires personnalisées tenant compte de la conformation du contenu de l'orbite. In Gaujot, Spillmann, 1870. © Coll. de l'auteur.

Boissonneau perfectionna lui aussi les prothèses en émail. Il pratiqua vers 1850 une échancrure à l'extrémité interne de la prothèse, afin qu'elle n'appuie pas sur la caroncule lacrymale, et sur son bord supéro-interne afin de limiter l'appui sur l'os frontal, source de douleurs et de limitation du mouvement de la prothèse. Ces adaptations, appréciables, faisaient que la prothèse ne pouvait plus s'insérer indistinctement à droite ou à gauche. Le nombre de pièces d'essai dont devait disposer l'ocularise était donc plus important. Boissonneau, en 1866, modifia de nouveau ses prothèses en les échancrant de manière symétrique sur leur extrémité interne, les rendant de nouveau utilisables, quel que soit le côté à appareiller (Fig. 14).

Figure 14 : Prothèses oculaires modifiées par Boissonneau. A gauche, échancrure de l'extrémité interne et du bord supéro-interne (vers 1850), à droite, échancrure symétrique en haut et en bas de l'extrémité interne, permettant d'utiliser la prothèse dans une orbite droite ou gauche. In Gaujot, Spillmann, 1870. © Coll. de l'auteur.

Un autre perfectionnement permit le port de prothèse dans le cas de staphylome (saillie de la cornée consécutive à divers processus pathologiques). Cette protrusion cornéenne était responsable d'un frottement de la cornée sur la face postérieure de la prothèse. Boissonneau fabriqua des prothèses très fines, dont l'iris était déporté vers l'avant, évitant tout contact postérieur avec la cornée. Ce type de prothèse convint également aux yeux dont le volume initial avait été conservé (exemple en cas de taies cornéennes inesthétiques). Elle dispensait ainsi de tout geste chirurgical de réduction du volume de l'œil avant l'appareillage[115] (Fig. 15).

Boissonneau apporta une dernière modification sur ses prothèses, en ménageant une échancrure ou un orifice de drainage, pour évacuer les sécrétions qui s'accumulaient parfois entre œil et prothèse, irritant le premier et dégradant la seconde[116] (Fig. 16).

[115] Gaujot G., Spilmann E. : Arsenal de la chirurgie contemporaine. Tome 2. Paris, Baillière, 1872.
[116] Ibid.

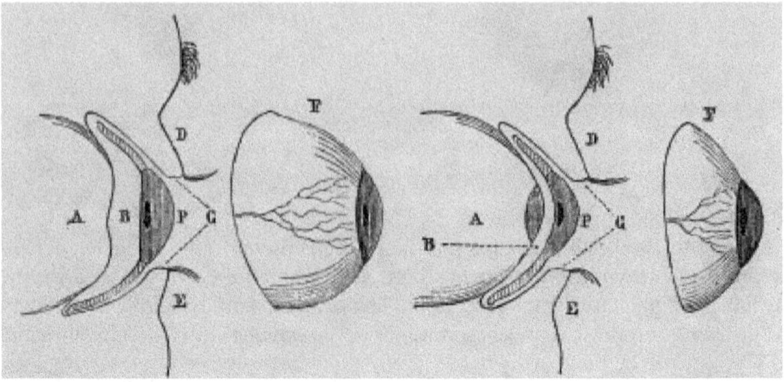

Figure 15 : A gauche, prothèse pour œil réduit en volume. A droite, prothèse pour œil de volume normal ou avec staphylome et saillie cornéenne. Il existe un espace entre prothèse et cornée évitant tout frottement. In Gaujot, Spillmann, 1870. © Coll. de l'auteur.

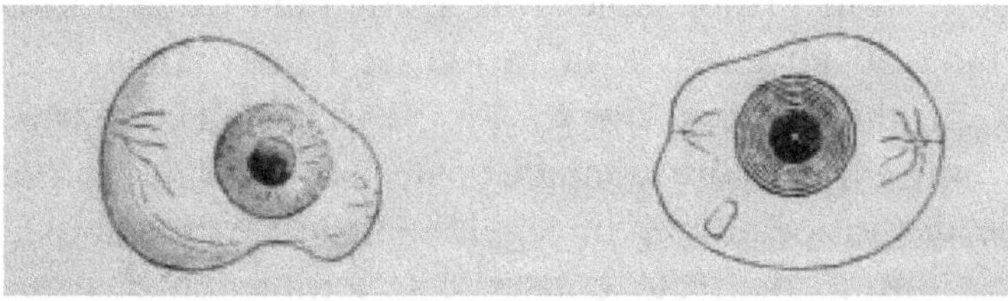

Figure 16 : Prothèses avec échancrure (à gauche) et orifice (à droite) de drainage des sécrétions. In Gaujot, Spillmann, 1870. © Coll. de l'auteur.

Prothèses oculaires après énucléation

Nous l'avons déjà dit, la meilleure configuration pour l'utilisation d'une prothèse est celle où il reste un moignon d'œil. En cas d'énucléation, où l'orbite est vide, surtout lorsque les structures musculaires ont été emportées avec le globe, il est possible d'insérer une prothèse, mais qui aura toutes les chances d'être immobile, le mouvement des paupières étant insuffisant pour la mobiliser. Les paupières ayant une tendance spontanée à se replier dans l'orbite et l'espace à combler étant important, certains plaçaient derrière la prothèse une ou plusieurs boulettes de charpie, source d'infections et d'inflammations chroniques. Des chirurgiens tentaient parfois un comblement de l'orbite par un lambeau de peau[117]. Les ocularistes ont donc imaginé des prothèses spéciales dont la forme et le volume permettaient de combler l'orbite (Fig. 17).

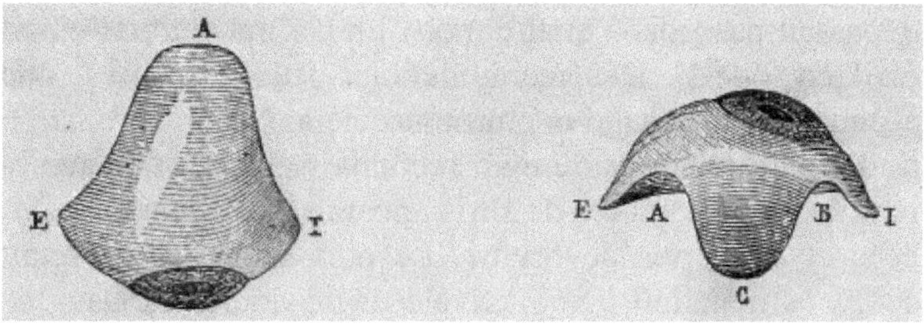

Figure 17 : Deux modèles de prothèses fabriquées par Boissonneau pour appareiller des orbites après énucléation. In Gaujot, Spillmann, 1870. © Coll. de l'auteur.

Entretien des yeux en émail

Il était conseillé de retirer l'œil chaque soir et de le faire tremper dans l'eau, pour éviter l'ulcération des paupières et les infections de la cavité orbitaire, et pour conserver le poli de l'émail. Pour une plus grande facilité de mise en place et une meilleure tolérance, il était nécessaire, lors de leur fabrication, de faire le bord inférieur plus étroit que le bord supérieur, pour la simple raison que le cul de sac conjonctival inférieur est peu profond. Un lavage quotidien de la cavité orbitaire avec un collyre résolutif et tiède permettait de garder une cavité propre et d'augmenter la durée de vie de l'œil en émail[118].

---

[117] Debout : Restauration de l'organe de la vision. De l'application des yeux artificiels à la suite de l'extirpation du globe oculaire. Bulletin général de thérapeutique, Tome LXIII, Paris, 1862.
[118] De Wenzel : Manuel de l'oculiste, tome 2. Paris, 1808, 189-192.

Usure des yeux en émail

Les yeux artificiels en émail devaient être changés à intervalle régulier, en raison de leur dégradation par les sécrétions orbitaires et lacrymales et le frottement des paupières. Quel que soit le soin apporté à la fabrication et au choix des matériaux, la durée de vie d'un œil en émail ne dépassait pas trois à quatre mois. En six mois, tout l'émail était corrodé[119]. Des manipulations peu soigneuses, une absence de trempage nocturne accéléraient la dégradation de l'émail. Cette usure était reconnaissable au fait que la pupille et les couleurs de l'iris apparaissaient comme effacées et couvertes de brume. Le port d'un œil usé était source d'irritation conjonctivale et de douleurs. Dans ce cas, des bains d'yeux avec un collyre à base d'eau de guimauve étaient conseillés, en s'aidant d'une œillère (que l'on appelle de nos jours un rince-œil).

Boissonneau améliora la solidité des prothèses, les rendant insensibles aux changements de température qui les brisaient parfois, et plus résistantes à l'effet corrosif des larmes. Il étudia la minéralogie et les méthodes de vitrification, abandonnant en 1828 son four, pour d'autres utilisés en poterie et en cristallerie, qui produisaient des températures plus élevées. Avant 1830, les émaux du commerce, pétris à la lampe afin d'en obtenir de multiples nuances, étaient la base de fabrication des yeux artificiels. La cornée était imitée par des fragments de glace de Venise[120]. Pour améliorer la résistance de ses émaux, Boissonneau se porta vers les émaux à base métallique. Il rencontra de multiples difficultés, les oxydes métalliques ayant tendance à fondre les creusets en attaquant leurs parois. La pulvérisation des différentes matières utilisées pour la fabrication de ses émaux fut la clef de son succès,

---

[119] Hazard-Mirault : Traité pratique de l'œil artificiel. Paris, 1818.

[120] Boissonneau A. : Traité théorique et pratique de l'œil artificiel. Paris, 1840.

en permettant d'affiner les proportions des différents ingrédients entrant dans leur composition. Il obtint la résistance à l'humidité des larmes en ajoutant de l'oxyde de bismuth à la composition de son email[121]. Si l'on en croit Gaujot et Spilmann, ses prothèses avaient une durée de vie d'un an et plus, alors que Boissonneau lui-même affirmait qu'il fallait trois à quatre yeux par an.

Les yeux en émail allemands étaient faciles à différencier des yeux français : « *L'œil artificiel fabriqué à Paris est pour les connaisseurs facile à reconnaître : le fond de l'iris vu à l'envers est de la même couleur que l'iris vu à l'endroit. Dans les yeux allemands, il est masqué par une couche d'émail blanc, qui se continue avec la sclérotique*[122]. »

Yeux en verre

Les verriers fabriquaient les yeux artificiels en verre. Mais Percy et Laurent[123] citent un émailleur de Nevers qui fabriquait des yeux en verre peint. C'est lui qui aurait supprimé la plaque métallique constituant la base des yeux artificiels, pour fabriquer des yeux intégralement en verre[124].

Le verre, blanchi à l'oxyde de plomb, était relativement mou et rapidement dégradé par les larmes. Sa rugosité était alors source d'irritation conjonctivale. Ces yeux étaient chers et coutaient vingt louis d'or[125].

---

[121] Pansier : Traité de l'œil artificiel. Paris, 1895.
[122] Coulomb R. : L'œil artificiel. Paris, JB. Baillière et fils, 1905.
[123] Percy, Laurent : Prothèses. In Dictionnaire des sciences médicales (Vol. 45). Paris, Panckoucke, 1820, 510-513.
[124] Gaujot, Spillman : Arsenal de la chirurgie contemporaine. Tome 2. 1870, 3.
[125] Institut Suisse des prothèses oculaires : http://www.kunstauge.ch/oldPage/Francais/geschichtliches.htm

On trouve diverses méthodes de fabrication dans la littérature.

Celle détaillée par Hazard est peu ou prou la même que celle citée par Percy et Laurent. Elle consiste à tracer sur le sommet d'une perle de verre en fusion un cercle bleu ou brun au centre duquel est placé un point noir. Une forme ovale est ensuite donnée à la sphère, qui est ensuite ouverte, coupée et bordée au feu dans sa partie inférieure qui prend alors la forme d'une coque. Le résultat était un œil artificiel mince et léger, bien moins coûteux qu'une peinture en émail sur or, argent ou cuivre, et qui pouvait être introduit sous les paupières.

Citons la méthode du chirurgien aide-major Bax, du 16e régiment d'infanterie légère, rapportée en 1829 par De Fontenelle[126]. Il faisait fondre des lentilles de verre dans une boite métallique de la taille d'un livre. Ces lentilles étaient auparavant taillées à l'aide d'un petit marteau aux dimensions de l'œil qu'elles devaient remplacer. Bax utilisait de préférence du verre de glace, qui présente une teinte verte au niveau de la cassure, ou par défaut, du verre de vitre. Afin que les lentilles de verre n'adhèrent pas au plateau, celui-ci était enduit de blanc de céruse. Il pouvait contenir une quarantaine de paires de lentilles de verre.

Le plateau garni était inséré dans la boite métallique et mis à chauffer. Avec la chaleur, les lentilles de verre commençaient à fondre sur leur périphérie, ce qui éliminait les irrégularités des cassures secondaires à la taille, puis leur face supérieure se bombait, tandis que leur face inférieure se moulait sur le plan du plateau. Celui-ci était alors retiré de la boîte, et un autre était inséré à sa place,

---

[126] De Fontenelle J. : Manuel complet du verrier et du fabricant de glaces, cristaux, pierres précieuses factices, verres colorés, yeux artificiels, etc. Paris, Roret, 1829, 244-247.

permettant de produire de nombreuses lentilles en un temps court. La face plate des lentilles était ensuite poncée avec un grès uni et humide, jusqu'à obtenir un segment de sphère. Pour faciliter cette étape de ponçage, la lentille était coulée dans un mélange de poix et de plâtre, permettant de mieux la tenir. Le verre s'opacifiant lors du ponçage sur le grès, sa transparence lui était rendue en le frottant sur une pierre ponce porphyrisée ou avec de la potée d'étain, la finition étant faite sur un morceau de feutre. Le verre était ensuite peint pour imiter l'iris et la pupille. Les pigments utilisés étaient broyés et mélangés à de l'huile de lin recuite, pour être plus siccative, c'est-à-dire séchant plus rapidement. Cette méthode était rapportée sans aucun ajout ou modification en 1854 par le même auteur[127]. Comparée à la technique des verriers, cette méthode est nettement plus « frustre », puisqu'elle fait appel à la peinture du verre, là où le verrier inclut un verre de couleur pour simuler l'iris.

Le verre simple, supplanté par l'émail, fut complètement abandonné vers la fin du XIXe, ne servant plus qu'à la fabrication d'yeux artificiels pour les animaux empaillés et les personnages en cire[128].

Yeux en verre cryolite

Les prothèses en verre étaient fragiles. De petites quantités de plomb avaient été ajoutées dans la composition du verre pour augmenter sa résistance aux poussières. Malgré cet apport, les prothèses résistaient mal à l'action des larmes, et se dégradaient rapidement. Une avancée importante fut faite en 1870 par le verrier allemand de Lauscha,

---

[127] De Fontenelle J., Malepeyre F. : Nouveau manuel complet du verrier et du fabricant de glaces, cristaux, pierres précieuses factices, verres colorés, yeux artificiels, etc. Paris, Roret, 1854, 40-42.
[128] Pansier : Traité de l'œil artificiel. Paris, 1895.

Christian Muller-Parthle, qui inventa le verre cryolite ($Na_6Al_2F_{12}$)[129,130]. Ce nouveau type de verre était caractérisé par sa couleur et sa transparence proches de celles de la sclérotique. Ludwig Müller-Uri (1811-1888), un verrier allemand installé à Leipzig depuis 1835, qui fabriquait des yeux pour poupées, réussit à fabriquer des yeux artificiels avec du verre enrichi en cryolite. Ces yeux étaient légers et résistaient à la corrosion. Pour cette création, il reçut en 1876 le *Centennial Commission Award* à l'exposition universelle de Philadelphie. D'autres distinctions lui furent attribuées. La cryolite est un minéral composé de fluorure de sodium et d'aluminium, qui a été découvert sur la côte ouest du Groenland vers la fin du XVIIIe siècle. Ses propriétés le firent utiliser dans la fabrication du verre comme opacifiant et fondant. La cryolite donne un aspect opaque et glacé au verre, idéal pour la confection d'un œil artificiel. C'est devenu la matière de référence pour la fabrication des prothèses oculaires.

Ludwig Müller-Uri ouvrit une filiale à Berlin en 1900. Ses petits-enfants s'installèrent définitivement en Suisse à Luzerne en 1947. C'est un neveu, le Dr O.F. Martin qui leur succéda, son cabinet étant ensuite repris par ses enfants, cinquième génération d'ocularistes[131].

---

[129] Trester W. : The history of artificial eyes and the evolution of the ocularistic profession. The Journal of the American Society of Ocularists, 1982, 5-13.

[130] Martin O., Clodius L. : The history of the artificial eye. Ann. Plast. Surg., 1979 Aug., 3(2) : 168-171.

[131] Institut Suisse des prothèses oculaires : http://www.kunstauge.ch/oldPage/Francais/geschichtliches.htm

Autres matières

Yeux en faïence et en porcelaine

Hazard évoque des yeux en faïence que Stack, un médecin anglais lui présenta en 1817[132]. Il s'agissait d'une « *sorte de coquille en terre de faïence enduite d'un émail blanc, semblable à la couverte de nos assiettes, au centre de laquelle un segment de sphère, destiné à représenter les couleurs de l'iris, superficiellement appliqué et d'un brun rougeâtre, était sans point noir pour figurer la pupille, mais surmonté d'une goutte aplatie de cristal imitant la cornée. Sur les côtés intérieurs de cette pièce était gravé le nom de la fabrique, à Dublin.* » Boissonneau évoque ces yeux en porcelaine fabriqués à Dublin vers la fin du XVIIIe. D'autres tentatives auraient été faites à la porcelainerie royale de Copenhague dans la première moitié du XIXe siècle[133]. Hazard[134], Percy et Laurent[135], précisent que ces yeux étaient de port douloureux en raison de leur poids et de leur épaisseur. Si pour Gaujot et Spillmann leur poids était inférieur à celui des yeux produits jusque-là, leur aspect était plutôt grossier[136].

Yeux en ivoire, en corne et ongle

Coulomb évoque un œil d'origine chinoise ou japonaise fait en ivoire, avec un iris en porcelaine[137].

Thunberg rapporte que Roux n'utilisait pas que de l'émail pour confectionner ses yeux : « *Il y a des yeux de*

---

[132] Hazard-Mirault : Traité pratique de l'œil artificiel. Paris, 1818.
[133] Boissonneau A. : Traité théorique et pratique de l'œil artificiel. Paris, 1840.
[134] Hazard-Mirault : Traité pratique de l'œil artificiel. Paris, 1818.
[135] Percy, Laurent : Prothèses. In Dictionnaire des sciences médicales (Vol. 45). Paris, Panckoucke, 1820, 510-513.
[136] Gaujot G., Spilmann E. : Arsenal de la chirurgie contemporaine. Tome 2. Paris, Baillière, 1872.
[137] Coulomb R. : L'œil artificiel. Paris, JB. Baillière et fils, 1905.

différentes grandeurs, suivant les divers âges ; il les fait quelquefois avec la corne des ongles ou des griffes de différents animaux ; un œil de cette sorte ne peut servir que trois mois, ou six au plus ; alors il faut le changer, parce qu'il doit être usé en partie[138]. »

Le cas particulier des modèles anatomiques

Roux fabriquait également des modèles anatomiques d'yeux malades, qu'il vendait douze à vingt-quatre livres. Il en proposa une cinquantaine de modèles différents[139] qui constituèrent la collection de l'Ecole de Médecine.

Les ecblephari : toujours d'actualité au XIXe

Lorsque la mise en place d'un œil artificiel sous les paupières n'était pas possible, par exemple lorsque l'œil sous-jacent n'était pas ou insuffisamment affaissé, les ocularistes proposaient encore au XIXe siècle des ecblephari, non plus en cuir peint, mais également en émail. Hazard en décrit un, fait en émail très plat, collé sur une peau fine et recouvert de paupières modelées. Ces paupières étaient faites d'un mélange de blanc d'Espagne et de farine, pétri avec une dissolution de gomme arabique mêlée à du blanc d'œuf[140]. L'œil ainsi réalisé avait probablement meilleur aspect que celui en cuir simplement peint, mais restait désespérément fixe, trahissant rapidement sa présence. Hazard conseillait plutôt le port de lunettes à verres de couleur ou légèrement teintés, comme celles de Charles-Louis Chevalier (1804-1859), qui était opticien du roi et ingénieur-opticien comme son père (maison fondée en 1740).

---

[138] Thunberg C.P. : Les voyages de C.P. Thunberg au Japon. Tome 1. Paris, 1796.
[139] Ibid.
[140] Hazard-Mirault : Traité pratique de l'œil artificiel. Paris, 1818.

Le cas particulier des prothèses de cornée

Lorsqu'un œil était opacifié par des taies ou un staphylome, une prothèse oculaire était parfois proposée.

Des médecins plus audacieux ont tenté de greffer des cornées animales, mais se sont heurtés à des phénomènes de rejet dont ils furent bien en peine d'expliquer l'origine, n'ayant aucune connaissance en immunologie. Au XVIIIe siècle des tentatives avaient utilisé de la corne ou de l'écaille[141].

Johan Nepomuk Ritter von Nussbaum (1829-1890) et Abbate, sont allés plus loin dans la kératoplastie, en essayant de remplacer la cornée opaque par une pièce de verre, au moyen de deux techniques différentes[142].

Nussbaum qui soutint sa thèse en 1853 sur « la cornée artificielle », pratiqua une incision horizontale de la cornée, dans laquelle il inséra une lentille de verre à bord creux, maintenue par les deux lèvres de l'incision[143]. Ses expériences menées chez l'animal, puis chez l'homme, se soldèrent par un épaississement blanchâtre du pourtour du disque. Pauli jugea qu'il s'agissait « *d'une opération infructueuse, accompagnée de longues douleurs et parfois si dangereuse qu'elle doit être pour toujours rayée du nombre des opérations qu'on peut tenter avec quelques chances de succès chez l'homme*[144]. »

Abbate utilisa un disque de gutta-percha de dix millimètres de diamètre, suffisamment fin pour être transparent, qu'il collait sur l'œil avec de la caséine, après avoir retiré la cornée opaque. Certains auteurs, malgré ce qu'Abbate avait

[141] De Bourrousse de Laffore PL. : Des taches de la cornée et des moyens de les faire disparaître. Paris, Bureau du moniteur des sciences médicales et pharmaceutiques, 1860.
[142] Gaujot G., Spilmann E. : Arsenal de la chirurgie contemporaine. Tome 2. Paris, Baillière, 1872.
[143] Hudellet E. : Etude sur un nouveau traitement de certaines affections de la cornée. Paris, Parent, 1873.
[144] Ibid.

présenté à l'académie de médecine, affirmaient qu'il collait un disque de verre avec la gutta-percha. Cette erreur fut reprise dans plusieurs ouvrages. Après s'être essayé sur les lapins et avoir vérifié que le collage était efficace, il pratiqua son intervention sur un Egyptien, à Alexandrie, où il était inspecteur sanitaire. Cette technique ne donna finalement pas les résultats escomptés et fut abandonnée. Abbate l'avait baptisée « néokératopsie »[145].

Les prothèses complexes, œil et paupières

Dans les grands délabrements oculaires, où une perte de substance palpébrale était présente, les ocularistes proposèrent des prothèses complexes. On doit à Boissonneau fils la réalisation d'une prothèse oculaire comportant un rebord supérieur destiné à recevoir de la cire moulée en forme de paupière supérieure, sur laquelle des cils avaient été implantés (Fig. 18). Le choix de la cire était dicté par sa proximité colorimétrique avec la peau humaine, mais sa faible résistance obligea à une réfection fréquente de cette paupière postiche[146]. Le caoutchouc fut utilisé dans la même indication.

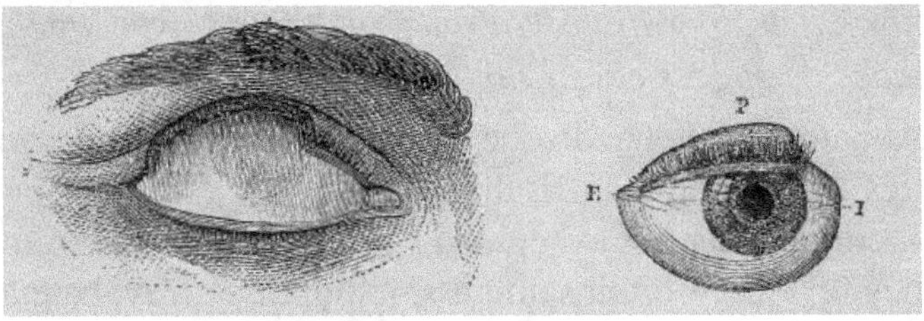

Figure 18 : Prothèse oculaire complexe avec rebord supérieur en cire imitant la paupière. A gauche, l'œil et la paupière mutilée, à droite, l'œil avec la prothèse. In Gaujot, Spillmann, 1870. © Coll. de l'auteur.

[145] Abbate : De la néokératopsie, ou de la vision par cornée artificielle. Bulletin de l'Académie de médecine. Paris, 1862, Tome XXVIII, 86.
[146] Gaujot G., Spilmann E. : Arsenal de la chirurgie contemporaine. Tome 2. Paris, Baillière, 1872.

Les nouvelles matières

La deuxième moitié du XIXe siècle va être marquée par l'apparition de nouvelles matières issues du développement de la chimie, aux premiers rangs desquelles se placent, dans le domaine de la prothèse oculaire, le caoutchouc et les premiers plastiques, comme la vulcanite et le celluloïd. A la recherche de substances plus résistantes que l'émail, c'est vers ces nouvelles matières que se sont tournés les ocularistes.

Vulcanite et celluloïd

La vulcanite est un mélange de caoutchouc vulcanisé, de gutta-percha et de silice, qui se ramollit à la température de cent degrés Celsius, et devient facilement malléable. Le celluloïd inventé en 1856 est un mélange de nitrate de cellulose et de camphre. Cette matière est solide, translucide comme la corne et insoluble dans l'eau, elle peut être colorée pour imiter l'aspect de l'ivoire, de l'ébène, etc. Le celluloïd est considéré comme la première matière plastique inventée.

L'emploi de la vulcanite a été préconisé en Allemagne par Nieden et Van Duyse, probablement inspirés par les dentiers fabriqués dans cette matière. Trempée dans l'alcool et séchée à l'air, la vulcanite prenait une teinte jaune, assez semblable à celle de la conjonctive. Nieden a utilisé de la vulcanite grise (caoutchouc, soufre, oxyde de zinc). Pour figurer iris et pupille il ajouta un élément en émail à la coque en vulcanite[147, 148].

Frölich proposa de substituer le celluloïd à la vulcanite. De la même manière, il inséra une pièce d'émail pour figurer iris et pupille. Quant aux vaisseaux sanguins de la conjonctive, ils étaient obtenus en creusant à l'aiguille des

[147] Sous G. : Hygiène de la vue. Paris, Doin, 1883.
[148] Coulomb R. : L'œil artificiel. Paris, JB. Baillière et fils, 1905.

rainures ondulées à la surface de l'œil artificiel, qui étaient comblées par du ciment d'Eisfelder coloré en rose[149].

Ces deux matières ne rendirent pas les services attendus en matière de prothèse oculaire. La vulcanite était trop grise, le celluloïd très rapidement dégradé par les larmes et après un port de trois ou quatre mois, apparaissaient des réactions inflammatoires sévères. Les prothèses en celluloïd dégageaient parfois une odeur fétide, fortement bromée, probablement par libération du brome entrant dans sa composition sous l'action dégradante des larmes[150]. Les prothèses en celluloïd avaient aussi l'inconvénient de se ramollir et de se déformer en cas de chaleur intense, comme l'expérimenta un pâtissier devant son four[151], et même de s'enflammer. Enfin, la prothèse étant constituée de deux pièces, la sclérotique en celluloïd et l'iris inséré en émail, un relief irritant, voire coupant, existait à la jonction des deux éléments, qui blessait la conjonctive palpébrale. Seul avantage du celluloïd, il permettait la fabrication de prothèses à très petits prix, satisfaisant une clientèle peu fortunée et des ocularistes craintifs de travailler une matière coûteuse comme l'émail. Autre avantage du celluloïd, sa solidité, qui le faisait préférer par des patients que leur profession exposait à des conditions difficiles, à des chocs, et au risque de bris de la prothèse.

L'Allemagne fut une grosse exportatrice d'yeux en celluloïd, peu coûteux.

[149] Pansier : Traité de l'œil artificiel. Paris, 1895.
[150] Meurer : Inconvénients des yeux artificiels en celluloïd. Province médicale, n° 32, 1889.
[151] Ibid.

L'ŒIL ARTIFICIEL AU XXe SIECLE

L'influence de la Première Guerre mondiale

Les délabrements majeurs de la face causés par les projectiles de toutes sortes, éclats d'obus, et surtout les shrapnels dévastateurs, se sont bien évidemment souvent accompagnés de la perte d'un œil. Les guerres ont toujours permis à la médecine et à la chirurgie de progresser en s'adaptant aux blessures toujours plus complexes générées par les engins de destruction améliorés. La Première Guerre mondiale ne fit pas exception à la règle, et fit faire d'énormes progrès en matière de greffes de toutes sortes (os, peau, etc.), et en matière d'appareillages prothétiques, permettant notamment de compenser la perte d'un membre. La chirurgie reconstructrice de la face qui posera les bases de la chirurgie esthétique moderne, a permis de rendre un semblant d'humanité aux visages dévastés des « gueules cassées ». Dans cette dynamique, les chirurgiens de guerre réalisèrent vite que la prothèse oculaire « *omnibus* » ne pouvait être adaptée à chaque blessé. Cosse et d'autres se préoccupèrent donc d'améliorer le moulage de la cavité orbitaire afin de produire des prothèses personnalisées à chaque cas. Le moulage de la cavité était en effet le seul moyen d'obtenir des prothèses satisfaisantes, l'épuisement des stocks de prothèses étant fréquent, tant la demande était importante : « *Si nous ajoutons à ces difficultés l'insuffisance des stocks de prothèse qui s'épuisent chaque jour et même l'absence complète d'yeux artificiels, si fréquente dans certains centres ophtalmologiques, comme celui de Chartres, par exemple, il ne nous reste plus qu'un seul moyen pour obtenir des prothèses satisfaisantes, le mou-*

lage de la cavité[152]. » La nécessaire collaboration entre le chirurgien et le prothésiste fut mise en avant : « *en ophtalmologie, il serait à souhaiter que la collaboration entre les chirurgiens et les prothésistes se produise : qu'ils soient habitués à travailler non seulement ensemble, mais l'un pour l'autre. Le chirurgien doit préparer l'œuvre de la prothèse, et cette dernière doit s'adapter à l'acte chirurgical.* » Les travaux de Carlotti, de Magitot, de Sourdille, de Terrien, vont pousser la chirurgie prothétique oculaire vers une voie nouvelle, avec la préparation de l'orbite et du moignon : retraits des débris (esquilles d'os, etc.), greffes tissulaires et réinsertions musculaires. L'énucléation n'était pas systématique, le geste pouvant se limiter à une éviscération conservant la sclérotique. La cavité orbitaire et le moignon oculaire étaient préparés au mieux par le chirurgien, afin d'assurer un bon maintien et une bonne mobilité de la prothèse[153]. Toutes choses que les chirurgiens allemands ne réalisèrent pas chez les blessés oculaires français, qui furent pour la plupart énucléés, sans aucun geste plastique sur les annexes de l'œil[154].

Les chirurgiens français utilisèrent, en pré ou post-opératoire, une *pièce olivaire provisoire*, en ébonite, très polie, en forme de demi-olive légèrement galbée, dont le rôle était de modeler la cavité orbitaire et de lui donner une forme régulière[155]. Cette pièce qui pouvait être stérilisée, était dotée sur sa face convexe d'un repère en croix en ébonite blanche, permettant de contrôler régulièrement son positionnement dans l'orbite (Fig. 19).

---

[152] Valois G. : Les borgnes de la guerre, prothèse chirurgicale et plastique. Paris, Masson et Cie., 1918.
[153] Ibid.
[154] Ibid.
[155] Ibid.

Dans le cas d'orbites infectées, la pièce olivaire provisoire était réalisée en caoutchouc et fenêtrée, pour permettre l'écoulement des sérosités.

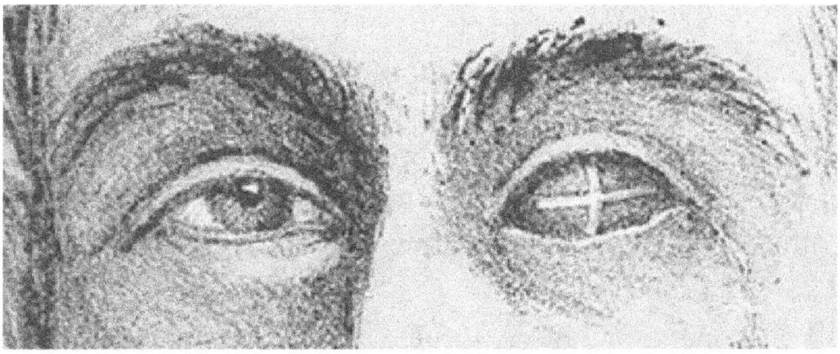

Figure 19 : Pièce olivaire provisoire. In Valois G., 1918.

Si la chirurgie oculaire fit des progrès, en matière de prothèses oculaires, cette période sombre de l'histoire ne sera marquée par aucune avancée, probablement parce que les yeux artificiels avaient déjà atteint le summum de ce qu'il était possible de faire, avec les matériaux disponibles. Comme l'a signalé Xavier Riaud dans la préface de cet ouvrage, on vit réapparaître des procédés anciens de compensation des pertes de substances majeures avec des masques peints. Il faudra attendre la Seconde Guerre mondiale pour que la fabrication des yeux artificiels bénéficie de la mise sur le marché de nouveaux matériaux.

Les plastiques modernes

Avec le début de la Seconde Guerre mondiale, l'approvisionnement en verres spéciaux pour la fabrication des yeux artificiels devint très difficile. Des résines synthétiques comme le méthacrylate de méthyle (MMA) utilisé par les fabricants de prothèses dentaires remplacèrent le verre dans la fabrication des yeux artificiels. La découverte de ces résines est plus ancienne qu'on le pense généralement. Le premier acide acrylique a été créé en 1843. L'acide méthacrylique, dérivé de l'acide acrylique, a été inventé en

1865. Le processus de polymérisation du méthacrylate de méthyle en polyméthacrylate de méthyle (PMMA) est une invention de deux chimistes allemands, Fittig et Paul, en 1877. Cette matière fut brevetée en 1933 par le chimiste allemand Otto Röhm qui l'enregistra sous la marque Plexiglas°. Pendant la Seconde Guerre mondiale, ce verre acrylique fut utilisé pour les périscopes ou les cockpits d'avions[156], entre autres. La technique de fabrication des prothèses oculaires en acrylique fut développée en 1942 aux Etats-Unis.

Le procédé arriva en France grâce à Francis Kerboeuf, médecin militaire du centre d'appareillage de Rennes. Il apprit qu'un médecin bavarois, Karl M. Illig, prisonnier dans un camp voisin, se disait détenteur du secret de fabrication des prothèses oculaires en plastique, qu'il livra au Français en échange de sa libération. Il s'agissait du procédé de polymérisation à chaud du MMA, qui donnait une matière dure, transparente, résistante aux chocs, facile à mouler et à polir. Illig accepta de former Kerboeuf à la manipulation et surtout à la coloration du MMA. Malgré des difficultés importantes pour se procurer du MMA auprès des Américains, la première prothèse française en PMMA fut proposée le 18 novembre 1947, au député Albert Aubry, mutilé de la Première Guerre mondiale[157].

De nos jours, en France, comme sur le continent américain, les prothèses oculaires sont fabriquées en plastique. Dans quelques pays européens, comme l'Allemagne et certains pays de l'Est, l'utilisation du verre reste prédominante[158].

---

156 Site de l'entreprise Cindar : histoire du PMMA. http://www.cindar.eu/fournisseur-pmma-distributeur-pmma.html

157 Dolhem R. : De la prothèse oculaire et des ocularistes, quelques repères historiques. J. Fr. Ophtalmol., 2002, 25, 4, 434-438.

158 Martin O., Clodius L. : The history of the artificial eye. Ann. Plast. Surg., 1979 Aug., 3(2) : 168-171.

LES OCULARISTES

Nous n'avons recensé que les ocularistes antérieurs au XXe siècle, en privilégiant les Français, classés par ordre alphabétique, en commençant par la ville de Paris, où ils étaient les plus nombreux. Ce recensement a fait appel à diverses sources, almanachs, annuaires, comptes rendus d'expositions, publicités, petites annonces, etc. L'orthographe des noms laisse à désirer dans les documents anciens, nous citerons les différentes orthographes d'un même nom, lorsque cela sera nécessaire. Nous évoquerons aussi quelques ocularistes étrangers que nous avons cités précédemment (les plus connus ou remarquables), sans être exhaustif.

FRANCE

PARIS :

* XVIIe

Hubin (ou **Hubins**, ou **Ubin**) : cité par Lister : « *Chez Hubin, le fabricant d'yeux de verre, j'en vis de pleins tiroirs, de toutes les couleurs, de façon à appareiller n'importe quels yeux*[159]. » Ce fabricant d'origine anglaise était installé rue Saint-Martin[160]. Il excellait aussi dans la

[159] Voyage de Lister à Paris en 1698. Traduction par la Société des Bibliophiles Français. Paris, 1873.
[160] Franklin A. : Dictionnaire historique des arts, métiers et professions exercés dans Paris depuis le XIIIe siècle. Paris, Welter, 1906.

fabrication d'instruments scientifiques, comme les anémomètres, les baromètres, etc[161].

Le Quin : rue Dauphine[162]. Il était le concurrent de Hubin.

* XVIIIe

Les trois fabricants les plus renommés du XVIIIe sont Roux et Auzou père et fils[163]. Ils sont désignés par le terme « émailleur-oculiste » ou encore « artistes-émailleurs ».

Auzou père et fils : rue Salle-au-Comte[164]. Cités par Hazard[165], pour lequel seul Auzou fils semblait avoir un certain talent, le seul à avoir su combiner ses émaux, bien qu'il ne fabriquât que des yeux en verre. Auzou fut émailleur du roi. Les Auzou furent les dépositaires des secrets de fabrication de Roux dont ils furent les successeurs.

Bequet : Il fut le maître formateur de Gaucher. Il était un oculiste distingué par sa modestie autant que par son humanité.

Carré : cité par Hazard[166] qui le dépeint comme un peu plus talentueux que Gaucher.

---

161 Du Pradel A. : Livre commode des adresses de Paris pour 1692. Tome 1. Paris, Daffis, 1678.
162 Franklin A. : Dictionnaire historique des arts, métiers et professions exercés dans Paris depuis le XIIIe siècle. Paris, Welter, 1906.
163 Ibid.
164 Garnier E. : Histoire de la verrerie et de l'émaillerie. Tours, Mame et fils, 1886.
165 Hazard-Mirault : Traité pratique de l'œil artificiel. Paris, 1818.
166 Ibid.

Demours Antoine-Pierre : Ce médecin qui fut oculiste de Louis XVIII (1755-1824) et Charles X (1757-1836), fabriquait des yeux artificiels : « *Avez-vous besoin de prunelles ? Le sieur Demours vous en fera une.* » Il mourut en 1836[167].

Gaucher (ou Gauché[168]) : cité par Hazard[169] qui le dépeint comme sans talent, et qui, sous les auspices de son maître Bequet, représenta en émail quelques maladies de l'œil humain dont il ne connaissait même pas le nom. En 1820, il est localisé 5 rue du Temple[170].

Hazard Charles-François (1758-1812) : rue Sainte-Apolline. Charles-François Hazard était artiste-oculiste, membre de l'athénée des arts. Il appliqua ses talents d'artiste à la confection d'émaux. Pour améliorer ses créations, il suivit des leçons de chimie appliquée aux arts, puis des cours de physique, et même de médecine. C'est à l'Ecole de médecine qu'il vit des essais d'yeux en émail, œuvres de Roux et de Auzou. C'est à la demande de l'un de ses amis peintre, qui souffrait le martyr avec son œil artificiel, qu'il en fabriqua un pour la première fois, sans avoir jamais été formé à le faire. Le résultat dut être concluant, puisque Charles-François Hazard fut rapidement connu en France et en Europe pour la qualité de ses yeux artificiels, faciles à placer dans l'orbite et qui suivaient les mouvements de l'œil avec naturel. Les ophtalmologistes

---

[167] Franklin A. : Dictionnaire historique des arts, métiers et professions exercés dans Paris depuis le XIIIe siècle. Paris, Welter, 1906.
[168] Bottin S. : Almanach du commerce de Paris, des départements de France et des principales villes du monde. Paris, Bureau de l'almanach du commerce, 1820.
[169] Hazard-Mirault : Traité pratique de l'œil artificiel. Paris, 1818.
[170] Bottin S. : Almanach du commerce de Paris, des départements de France et des principales villes du monde. Paris, Bureau de l'almanach du commerce, 1820.

de son époque, Déssessarts, Tenon, Petit-Radel, Becquet, et les professeurs Boyer, Dubois, Pelletan, entre autres, lui reconnurent le droit de placer lui-même les yeux qu'il fabriquait si bien[171]. Pendant les années où Hazard perfectionna son art, Roux décéda sans avoir formé d'élève, et Auzou fils renonça à succéder à son père. Hazard fut alors considéré comme le seul fabricant d'yeux artificiels de qualité. Boissonneau affirme que Hazard copia la technique de modelage des émaux à la lampe inventée par le Hollandais Demmenie. Le savant minéralogiste Sage le présenta à Louis XVI et Marie-Antoinette devant lesquels il modela une figurine du dauphin et un œil en émail de la couleur des yeux de la reine[172]. Il développa une activité de fabrication d'yeux artificiels d'animaux qui animèrent les têtes d'animaux naturalisés. Il sut profiter de la grande vague naturaliste et de la multiplication des cabinets de curiosité qu'enrichissaient des animaux étranges rapportés par des naturalistes aventuriers.

Hazard-Mirault : 17 rue du Faubourg-Poissonnière. Il se désignait comme artiste-oculiste. Neveu de Hazard Charles-François, la qualité des yeux qu'il fabriquait fut rapidement reconnue. Pour le baron Larrey, il était le plus habile oculariste de Paris. Il apporta des perfectionnements techniques à la fabrication des yeux artificiels : « *Dans ses mains, l'œil artificiel prit les formes et des couleurs qui rappelaient en tout la nature, au point que les médecins eux-mêmes pouvaient s'y méprendre. Il ne se borna plus à une simple peinture, mais il sut composer en relief et avec les teintes et la transparence nécessaires toutes les parties qui forment les parties visibles de l'œil. La pupille et l'iris étaient ainsi vus à travers une cornée transparente et à la*

[171] Hazard-Mirault : Traité pratique de l'œil artificiel. Paris, 1818.

[172] Garnier E. : Histoire de la verrerie et de l'émaillerie. Tours, Mame et fils, 1886.

profondeur voulue, ce qui rendait l'illusion complète[173]. » Pour Spillman, Hazard-Mirault fut « *le premier qui fit une cornée transparente et saillante séparée par une chambre antérieure réelle de l'iris*[174]. » Ritterich[175] et Pansier[176] contestèrent cette primauté à Hazard-Mirault. Mais Hazard-Mirault ne fit pas que fabriquer des yeux artificiels. Il prit la plume pour faire partager son savoir au travers d'un traité paru en 1818[177], probablement largement inspiré de la thèse de l'Allemand Haug, travail qu'il cita en l'attribuant par erreur à son directeur de thèse Mauchart.

Roux[178] **(Rault, Raux, Rho**[179]**,)** [on trouve cet artisan cité avec des orthographes très différentes, mais il s'agit bien du même homme, l'adresse étant identique] : rue des Juifs. Comme son père (installé rue Saint-Denis), il était émailleur ordinaire du roi. Il acquit une grande réputation comme émailleur pour les yeux artificiels, faisant « *des yeux d'émail qui imitent si parfaitement le naturel, qu'il est presque impossible de ne pas s'y méprendre. Sa générosité va jusqu'à en faire donner gratis aux pauvres tous les lundis*[180]. » Pour Hazard[181], il travaillait l'émail sans grand talent, n'arrivant pas à imiter la nature des yeux qu'il n'avait jamais observés. Pourtant, il fabriqua la collection

---

173 Rémy : L'œil artificiel. In Jaccoud : Dictionnaire de médecine et de chirurgie pratiques, Tome 24. Paris, JB. Baillière, 1877.
174 Gaujot, Spillman : Arsenal de la chirurgie contemporaine. Tome 2. Paris, Baillière, 1870.
175 Ritterich : Das kunstliche Auge. Leipzig, 1852.
176 Pansier : Traité de l'œil artificiel. Paris, 1895.
177 Hazard-Mirault : Traité pratique de l'œil artificiel. Paris, 1818.
178 Coulomb R. : Les fabricants d'yeux artificiels (depuis les temps anciens jusqu'au milieu du XIXe siècle). Paris, Annales d'oculistique, octobre 1916, 1-14.
179 Ibid.
180 Garnier E. : Histoire de la verrerie et de l'émaillerie. Tours, Mame et fils, 1886.
181 Hazard-Mirault : Traité pratique de l'œil artificiel. Paris, 1818.

de modèles des maladies des yeux du cabinet de l'Ecole de médecine de Paris[182]. Au contraire, Thunberg en fait une description plutôt flatteuse : « *Le 12 juin, je fus chez Roux, célèbre émailleur. Il excelle surtout à faire des yeux d'émail, qu'on ne peut absolument distinguer des yeux naturels. Il en représente aussi fidèlement toutes les maladies. Pour imiter les différentes couleurs de cet organe, il emploie différents émaux de Venise, et les mêle avec des métaux*[183]. » Il insista sur sa générosité : « *Chaque mois il distribue gratis des yeux aux pauvres, les vend assez bon marché aux personnes peu fortunées, et se fait bien payer des riches. Il a des yeux depuis un louis jusqu'à vingt-cinq. Les chirurgiens ne les lui paient que six livres la pièce*[184]. »

Il mourut fin 1777 en laissant à Auzou père et fils ses secrets de fabrication.

* XIXe

En 1866, quatre cents yeux étaient vendus chaque semaine, par une douzaine de fabriques, occupant chacune une vingtaine d'ouvriers[185].

Beaudoin et Cie : ocularisté identifié par son marquage sur une boîte de prothèses oculaires proposée dans une vente aux enchères.

---

[182] Ibid.
[183] Thunberg C.P. : Les voyages de C.P. Thunberg au Japon. Tome 1. Paris, 1796.
[184] Ibid.
[185] Moigno : Les mondes. Tome 10, janvier-avril 1866. Paris, Rothschild, 1866.

Boissonneau Auguste (Père) (1802-1883) : 17 rue Neuve des Mathurins (en 1840), 11 rue de Monceau (en 1867) et 7 rue de Monceau[186] (en 1870). Né le 26 juin 1802, émailleur-verrier (ou artiste-oculiste), situé au 8 rue et hôtel de l'Ancienne Intendance, à Tours, il fabriquait des yeux artificiels humains ou animaux[187]. Il fonda sa maison à Paris en 1830 et fabriqua exclusivement des yeux artificiels en utilisant des émaux à base métallique. Il créa un nouveau modèle d'œil artificiel applicable indifféremment à l'orbite droite ou gauche[188]. Il fabriquait aussi des objets en émail, comme des chapelets, des colliers, etc. Il étudia de nombreux traités sur la vitrification et la minéralogie. Il publia divers ouvrages d'oculistique[189] et voyagea à travers l'Europe pour vendre ses prothèses et visiter ses patients. En 1855, lors de l'exposition universelle de Paris, il proposa le terme d'ocelariste pour désigner les fabricants d'yeux artificiels. Ce terme est resté et est toujours utilisé. Il est décédé le 7 juillet 1883. Son successeur fut, selon les sources, Eugène Robillard[190] ou H. Legrand (son seul élève)[191].

---

[186] Publicité de Boissonneau Père in Annuaire de thérapeutique, de matière médicale, de pharmacie et de toxicologie pour 1870. Paris, Germer-Baillière, 1870.

[187] Coulomb R. : Les fabricants d'yeux artificiels. Paris, Annales d'oculistique, octobre 1916.

[188] La médecine à l'exposition universelle de 1867. Guide catalogue publié par la société médicale allemande de Paris. Paris, Germer-Baillière, 1867, 6.

[189] Coulomb R. : Les fabricants d'yeux artificiels. Paris, Annales d'oculistique, octobre 1916.

[190] Baudoin M. : Guide médical à l'exposition universelle internationale de 1889 à Paris. Paris, 1889.

[191] Bertaut-Blancard R. : Exposition universelle et internationale de Bruxelles 1910. Section française, classe 16, groupe XVII-B, médecine et chirurgie. Paris, Comité français des expositions à l'étranger, 1911.

Boissonneau Auguste Pierre (Fils) (1823-1893) : 28 rue de la Ferme-des-Mathurins. Yeux artificiels mobiles[192]. Il créa une collection d'yeux artificiels présentant différents états pathologiques de la cornée, de l'iris et du cristallin, cataractes dures, mixtes et molles (chaque pièce porte une étiquette explicative)[193]. Son successeur fut Coulomb (à ne pas confondre avec la maison Coulomb-Boissonneau, plus ancienne)[194].

Bonifas : 1 boulevard Saint-Denis. Cette émailleuse fabriquait des yeux artificiels en tous genres. Il n'a pas été possible de confirmer qu'elle en fabriquait pour un usage médical[195].

Chappée : 18 rue du Marché-Neuf[196], puis 25 rue Vieille-du-Temple[197]. Yeux en émail.

Charles L. : 20 rue de Lancry. Opticien, il fabriquait des lunettes strabiques, amaurotiques, cataractes, des garde-

---

[192] Didot-Bottin : Annuaire almanach du commerce et de l'industrie, ou almanach des 500000 adresses de Paris, des départements et des pays étrangers. Paris, Firmin Didot frères, fils et Cie, 1862.
[193] La médecine à l'exposition universelle de 1867. Guide catalogue publié par la société médicale allemande de Paris. Paris, Germer-Baillière, 1867, 6.
[194] Baudoin M. : Guide médical à l'exposition universelle internationale de 1889 à Paris. Paris, 1889.
[195] Cambon A. : Almanach des 100000 adresses des fabricants et commerçants de Paris, des départements de la Seine, Seine-inférieure. Paris, bureau de l'almanach, 1873.
[196] Ritterich : Das kunstliche Auge. Leipzig, 1852.
[197] Didot-Bottin : Annuaire almanach du commerce et de l'industrie, ou almanach des 500000 adresses de Paris, des départements et des pays étrangers. Paris, Firmin Didot frères, fils et Cie, 1862.

vues, chemins de fer, mistraliennes, des visières en taffetas vert et des yeux artificiels[198].

Coulomb Robert (1879-1925) : Il était médecin et ocularíste des hôpitaux. Dans l'entame de sa thèse, en 1905, il dit descendre d'une famille d'ocularistes qui cultivait cet art depuis soixante-dix ans, famille à l'origine de laquelle se trouve Boissonneau[199]. Coulomb était le petit-fils de Boissonneau. Nous n'avons pu préciser si lui-même était fabricant d'yeux artificiels. En effet, dans l'un de ses articles concernant le moulage de la cavité orbitaire il parle « *d'adresser le moulage à l'oculariste* » pour la confection de la prothèse[200]. Il fut l'auteur de nombreux ouvrages sur les yeux artificiels. Chevalier de la Légion d'honneur, décoré de la Croix de guerre, il est décédé à Nice le 11 avril 1925, à l'âge de 46 ans[201].

Coulomb-Boissonneau : 6 place de la Madeleine. Yeux artificiels. Collection d'yeux avec une coloration particulière (taches pigmentaires) de l'iris, œil d'albinos[202]. Il transféra son cabinet 34 faubourg Saint-Honoré en 1875[203]. On trouve ultérieurement la mention Coulomb-Boissonneau et fils en 1889[204].

---

[198] Cambon A. : Almanach des 100000 adresses des fabricants et commerçants de Paris, des départements de la Seine, Seine-inférieure. Paris, bureau de l'almanach, 1864.

[199] Coulomb R. : L'œil artificiel. Paris, JB. Baillière et fils, 1905.

[200] Coulomb R. : Nouveau procédé de moulage de la cavité orbitaire. Annales d'oculistique, 67e année, Tome CXXXII, juillet 1904.

[201] Le Figaro, n° 106, 16 avril 1925.

[202] La médecine à l'exposition universelle de 1867. Guide catalogue publié par la société médicale allemande de Paris. Paris, Germer-Baillière, 1867, 6.

[203] Le Figaro, n° 210, 30 juillet 1875, 3.

[204] Baudoin M. : Guide médical à l'exposition universelle internationale de 1889 à Paris. Paris, 1889.

Daudet : 6 rue Montgolfier. Cette femme fabriquait des yeux en émail en tous genres, pour poupées, têtes de cannes, caricatures, couverts, et des yeux en cristal pour naturalistes. Elle fabriquait également des yeux artificiels pour jouets d'enfants, mais aussi pour les humains borgnes[205].

Desjardins de Marainville J.B.L. (ou **De Desjardins de Morainville**[206]) : 26 rue d'Enghien. Il est localisé également au 20[207] et au 33 rue Traversière Saint-Honoré[208]. Yeux artificiels[209].

Desjardins Fils : 12 rue Louvois[210,211]. Artiste émailleur, yeux artificiels[212]. Coulomb le présente comme le « Dr Desjardins Fils[213]. » Il exposa au Louvre une collection complète des maladies des yeux, d'un fini admirable et

---

205 Cambon A. : Almanach des 100000 adresses des fabricants et commerçants de Paris, des départements de la Seine, Seine-inférieure. Paris, bureau de l'almanach, 1864.

206 Coulomb R. : Les fabricants d'yeux artificiels. Paris, Annales d'oculistique, octobre 1916.

207 Bottin S. : Almanach du commerce de Paris, des départements de France et des principales villes du monde. Paris, Bureau de l'almanach du commerce, 1820.

208 Coulomb R. : Les fabricants d'yeux artificiels (depuis les temps anciens jusqu'au milieu du XIXe siècle). Paris, Annales d'oculistique, octobre 1916, 1-14.

209 La médecine à l'exposition universelle de 1867. Guide catalogue publié par la société médicale allemande de Paris. Paris, Germer-Baillière, 1867, 6.

210 Coulomb R. : Les fabricants d'yeux artificiels (depuis les temps anciens jusqu'au milieu du XIXe siècle). Paris, Annales d'oculistique, octobre 1916, 1-14.

211 Ritterich : Das kunstliche Auge. Leipzig, 1852.

212 De Wenzel : Manuel de l'oculiste, tome 2. Paris, 1808, 189-192.

213 Coulomb R. : Les fabricants d'yeux artificiels (depuis les temps anciens jusqu'au milieu du XIXe siècle). Paris, Annales d'oculistique, octobre 1916, 1-14.

d'une vérité frappante. Deux yeux en émail furent particulièrement remarqués pour leur finesse, l'épaisseur prise au centre de la cornée transparente était d'une demi-ligne et d'un sixième de ligne pour la conjonctive, permettant de les placer sur des yeux peu atrophiés[214]. Il fut l'auteur d'un article sur la prothèse oculaire qu'il nommait « *ophtalmoplastie* » : « *Par ophtalmoplastie, j'entends cet art réparateur qui a pour objet de modeler en émail une pièce de prothèse destinée à être introduite dans la paupière pour faire disparaître la difformité qui résulte de la perte de l'œil*[215]. » Le terme d'ophtalmoplastie ne sera utilisé que bien plus tard pour désigner les greffes de cornée.

Diot Léon : 187 rue du Temple. Yeux artificiels humains et animaux[216]. Son successeur fut la veuve Noël[217].

Fessart Baptiste : 4A rue Quincampoix[218]. Yeux en émail.

Henri : 188 rue de Rivoli. Cet oculiste opticien ne fabriquait pas d'yeux artificiels, mais s'était spécialisé dans leur pose[219].

---

214 Percy, Laurent : Prothèses. In Dictionnaire des sciences médicales (Vol. 45). Paris, Panckoucke, 1820, 510-513.

215 Desjardins de Morainville JBL. : Essai sur l'hydropisie ascite, suivi de réflexions sur l'ophtalmoplastie. Thèse médecine, Paris, 1837.

216 La médecine à l'exposition universelle de 1867. Guide catalogue publié par la société médicale allemande de Paris. Paris, Germer-Baillière, 1867, 6.

217 Didot-Bottin : Annuaire almanach du commerce et de l'industrie, ou almanach des 500000 adresses de Paris, des départements et des pays étrangers. Paris, Firmin Didot frères, fils et Cie, 1862.

218 Ritterich : Das kunstliche Auge. Leipzig, 1852.

219 Cambon A. : Almanach des 100000 adresses des fabricants et commerçants de Paris, des départements de la Seine, Seine-inférieure. Paris, bureau de l'almanach, 1873.

Liskenne Henri : 68 rue de Rivoli, Place de l'Hôtel de Ville. Il était oculariste des hôpitaux de France, Belgique, Italie, Pays-Bas. Il fut médaillé d'argent aux expositions de Paris, Bruxelles et Melun, et médaillé d'or à l'exposition de Paris[220].

Lecomte (Mme) : 69 rue Vertbois. Yeux artificiels[221].

Létho (père) : 124 rue Saint-Jacques[222].

Létho (fils) : 82 rue Saint-Honoré. Il succéda à son oncle qui créa cette maison en 1828, laquelle proposait des yeux artificiels pour poupées, animaux, jouets d'enfants, mais aussi des yeux humains[223].

Noël : 101 rue du Temple. Il était localisé au 187 de la même rue en 1852[224]. Il fournissait des yeux artificiels au musée royal d'histoire naturelle[225]. Il succéda à Léon Diot[226].

---

[220] Publicité de Liskenne in Comptes rendus de la société d'ophtalmologie de Paris, n° 1, 1888.
[221] Didot-Bottin : Annuaire almanach du commerce et de l'industrie, ou almanach des 500000 adresses de Paris, des départements et des pays étrangers. Paris, Firmin Didot frères, fils et Cie, 1862.
[222] Ibid.
[223] Cambon A. : Almanach des 100000 adresses des fabricants et commerçants de Paris, des départements de la Seine, Seine-inférieure. Paris, bureau de l'almanach, 1864.
[224] Ritterich : Das kunstliche Auge. Leipzig, 1852.
[225] Coulomb R. : Les fabricants d'yeux artificiels (depuis les temps anciens jusqu'au milieu du XIXe siècle). Paris, Annales d'oculistique, octobre 1916, 1-14.
[226] Didot-Bottin : Annuaire almanach du commerce et de l'industrie, ou almanach des 500000 adresses de Paris, des départements et des pays étrangers. Paris, Firmin Didot frères, fils et Cie, 1862.

Padrona : 1 rue Rosaini. Il fit faillite en 1898[227].

Prévost : 20 rue du Bac[228].

Wagner : Etait présent à l'exposition parisienne de 1889[229].

CLICHY-LA-GARENNE (SEINE) :

Pilon Emile : 93 rue de Paris, Clichy-la-Garenne. Cet ocu-lariste était fournisseur des hôpitaux de Paris[230, 231].

NEVERS :

Il est fait état d'un émailleur, qui, à Nevers, aurait con-fectionné un œil de verre pour une dame dont l'œil atro-phié était sujet à de fréquentes fluxions[232].

---

227 Annonce de faillite de Padrona. L'Aurore, n° 247, 22 juin 1898.
228 Didot-Bottin : Annuaire almanach du commerce et de l'industrie, ou almanach des 500000 adresses de Paris, des départements et des pays étrangers. Paris, Firmin Didot frères, fils et Cie, 1862.
229 Baudoin M. : Guide médical à l'exposition universelle internatio-nale de 1889 à Paris. Paris, 1889.
230 La médecine à l'exposition universelle de 1867. Guide catalogue publié par la société médicale allemande de Paris. Paris, Germer-Baillière, 1867, 6.
231 Publicité d'Emile Pilon in Annuaire de thérapeutique, de matière médicale, de pharmacie et de toxicologie pour 1870. Paris, Germer-Baillière, 1870.
232 Percy, Laurent : Prothèses. In Dictionnaire des sciences médicales (Vol. 45). Paris, Panckoucke, 1820, 510-513.

ALLEMAGNE

Au début du XIXe siècle, les Allemands se procuraient des yeux artificiels auprès des ocularistes français. Le prix en était prohibitif, si l'on considère que Boissonneau vendait un œil en verre au prix de vingt louis d'or. Les chirurgiens allemands cherchèrent un moyen de produire des yeux à bas prix en Allemagne. C'est le fabricant d'yeux de poupées Ludwig Müller-Uri, découvert par le Pr. Adelmann de Würzburg, qui copia les techniques françaises. Mieux, il les améliora, et peut être considéré comme le pionnier de l'ocularistique en Allemagne.

Jerak der Jüng F.W. : verrier de Prague, qui fut l'un des premiers en Allemagne à fabriquer des yeux artificiels en émail, selon la méthode parisienne introduite en Allemagne par Ritterich vers 1850[233].

Müller-Uri Ludwig (1811–1888) : il fonda sa société à Leipzig en 1835 et ouvrit une succursale à Berlin. On lui doit la fabrication des yeux artificiels en verre cryolite, pour lesquels il fut plusieurs fois primé dans les expositions internationales.

Des parents de Müller-Uri et d'anciens collaborateurs s'installèrent à leur nom. Ses petits-enfants, Werner, Otto et Ludwig commencèrent à travailler en Suisse vers 1900. Chassé par la guerre, Ludwig Müller-Uri s'installa en Suisse en 1947 à Berne, puis définitivement à Lucerne. Son neveu, Dr. med O.F. Martin, lui succéda en 1956. C'est sous le nom de *Schweizerisches Kunstaugen-Institut (Institut suisse des prothèses oculaires)* que le Dr. sc. nat.

[233] Ritterich : Das kunstliche Auge. Leipzig, 1852.

Otto-Ernst et Karl-Ludwig Martin continuent les activités de leur père[234].

Müller Friedrich Adolf : C'était un neveu de Ludwig Müller-Uri. Installé comme oculariste depuis 1855 à Lauscha, il se déplaça à Wiesbaden en 1872. Cette branche de la famille Müller s'investit dans la recherche technologique, et réussit dans ce qui fut appelé « reform eye » (œil réformé). Cet œil artificiel pouvait remplir complètement l'orbite en cas d'énucléation, en s'adaptant parfaitement aux reliefs musculaires[235]. Il s'agissait d'yeux à double paroi, qui avaient le triple avantage de donner plus de mouvement, plus de saillie que les yeux à simple coque, et de ne causer aucune mucosité. En revanche, leur grand diamètre antéro-postérieur favorisait l'ectropion. Snellen, un chirurgien allemand, introduisit ce type de prothèse dans la pratique courante en 1898. Il est crédité de l'invention de cette prothèse, réalisée, non par ses soins, mais par Müller. Il n'est pourtant pas certain que Friedrich Adolf Müller et Snellen soient les seuls inventeurs de ce type de prothèse, puisque Coulomb l'attribue également à Borsch de Philadelphie[236]. De plus, nous l'avons vu, Boissonneau, à Paris, en fabriquait bien avant eux pour les cas d'énucléation.

---

[234] Institut Suisse des prothèses oculaires : http://www.kunstauge.ch/oldPage/Francais/geschichtliches.htm

[235] Trester W. : The history of artificial eyes and the evolution of the ocularistic profession. The Journal of the American Society of Ocularists, 1982, 5-13.

[236] Coulomb R. : L'œil artificiel. Paris, JB. Baillière et fils, 1905.

HOLLANDE

Demmenie : Né à Leyde, cet émailleur s'illustra dans la première moitié du XIXe dans la fabrication de fleurs, fruits, animaux, plantes grasses et bulbeuses d'Amérique en émail, avant de se faire un nom en Europe pour la qualité de ses prothèses oculaires[237]. Son atelier était ouvert aux curieux. Si ses prothèses étaient d'une grande qualité esthétique, elles péchaient par leur manque de précision dans leur conformation anatomique.

Anonyme : Boissonneau cite un contemporain de Demmenie, installé à Amsterdam, qu'il qualifia d'Israélite Hollandais, pâle copieur de Demmenie. Il ne dut pas faire fortune dans la fabrication de prothèses oculaires, puisqu'il finit sa carrière en exploitant un café dans la ville de Delft[238].

---

[237] Boissonneau A : Traité théorique et pratique de l'œil artificiel. Paris, 1840.
[238] Ibid.

CONCLUSIONS

La perte d'un œil est toujours un moment terrible dans une existence. Mais au-delà de la perte de fonction, c'est peut-être le préjudice esthétique qui est le plus pénalisant, avec une orbite vide ou affaissée, et un visage qui perd sa symétrie et attire le regard des autres. Depuis l'Antiquité, les hommes ont cherché à compenser ce handicap esthétique chez les défunts, en glissant des prothèses en coquillages ou en pierre sous les paupières. De même, ils ont essayé de donner au regard des statues un semblant de vie avec des prothèses faites de différentes matières.

La domestication du verre à la Renaissance, avec le talent des verriers de Murano, puis de l'émail par les artisans parisiens, a permis de fabriquer des yeux artificiels dont le réalisme était trompeur. Bien sûr, des charlatans se sont immiscés dans ce commerce d'un genre nouveau, et ont vendu des prothèses qui ont probablement causé de nombreux dégâts chez ceux qui les portaient.

La spécialisation de quelques émailleurs, qui ont cantonné leur activité à la fabrication des prothèses oculaires, a permis un affinage des techniques, améliorant la qualité et la résistance des matériaux utilisés, pour un rendu et une tolérance toujours meilleurs.

De nos jours, les résines plastiques ont pris la place de l'émail et du verre, même si en Allemagne et dans les pays de l'Est, ces matières sont toujours utilisées.

La recherche médicale, toujours plus ambitieuse, rêve désormais, non plus de compenser l'œil absent, comme peuvent le faire les ocularistes, mais bien de rendre fonctionnels des yeux considérés comme perdus. Les greffes de rétine ont déjà été tentées chez l'homme, et le remplacement des cellules rétiniennes dégénérées par des cellules souches chez des souris laisse entrevoir des lendemains qui chantent.

Si ces travaux aboutissent, et nul doute qu'ils aboutiront, les ocularistes pourraient bien alors appartenir définitivement à l'histoire.

REMERCIEMENTS

Je tiens tout particulièrement à remercier les personnes suivantes, dont l'aide spontanée a été précieuse dans la collecte de documents et renseignements sur les diverses prothèses oculaires anciennes évoquées dans cet ouvrage :

Mme Amandine Marshall et M. Roger Lichtenberg, égyptologues, pour les informations sur les prothèses oculaires des momies de Ramsès IV et V, de l'enfant de Douch, et des deux momies d'enfants avec un ongle sur la paupière. Leurs explications nous ont été précieuses. Je les remercie sincèrement d'avoir pris, malgré leurs nombreuses occupations, le temps de discuter avec moi des prothèses oculaires égyptiennes.

Mme Nicole Vanpeene, membre de l'AFAV, Association Française pour l'Archéologie du Verre, pour m'avoir aimablement autorisé à utiliser la photographie et son schéma de la prothèse oculaire mise au jour dans le cimetière huguenot de Charenton du XVIIe siècle, à Saint-Maurice (Val-de-Marne).

M. Laurent Alberti, chef du Département Histoire de l'Architecture et Archéologie de Paris (DHAAP), et Mme Elisabeth Pillet, conservateur du patrimoine (DHAAP), pour l'aimable autorisation d'utilisation à titre gracieux de la photographie de la prothèse du cimetière de l'Eglise Sainte-Marguerite, Paris XIe. Qu'ils soient ici remerciés pour l'intérêt porté à ce travail, et l'aide qu'ils ont bien voulu nous apporter.

Mme Catherine Brut, archéologue et conservateur en chef au Département Histoire de l'Architecture et Archéologie de Paris (DHAAP), qui a eu l'extrême gentillesse de nous procurer les pages du rapport des fouilles menées dans le cimetière de l'Eglise Sainte-Marguerite, 40 rue Saint-Bernard, Paris, concernant la prothèse oculaire qui a été trouvée dans un ossuaire.

M. Le Dr.sc.nat.ETH Otto E. Martin du Schweiz. Kunstaugen-Institut AG, Otto-Ernst Martin, Schloesslihalde 30, CH 6000 Luzern 15, pour l'envoi des documents sur l'histoire des prothèses oculaires, qui m'ont été un support précieux.

Mon ami le Dr Jean-Michel Meunier, ophtalmologiste distingué et collectionneur incontournable d'instruments ophtalmologiques anciens. Je lui dois de multiples apports, notamment de noms d'ocularistes. Qu'il soit ici assuré de mon amitié.

Et comme d'habitude, je remercie mon ami le Dr Xavier Riaud, éminent historien de la science odontologique et spécialiste de Napoléon, directeur de la collection « Médecine à travers les siècles » aux éditions L'Harmattan, qui m'a fait confiance, une nouvelle fois, pour ce quatrième projet de livre qu'il a accepté avec enthousiasme, et qu'il a bien voulu préfacer. Je lui témoigne ici, toute mon amitié.

Et enfin, mon épouse Nelly et mon fils Thibaut, la première pour ses patientes relectures du manuscrit de ce livre, et le second pour sa patience.

BIBLIOGRAPHIE

LIVRES

Acquapendente F. : Œuvres chirurgicales. Lyon, Ravaud, 1643.

Acquapendente F. : Œuvres chirurgicales. Paris, Pocquet, 1658.

Anonyme : Le droit ouvrier. Paris. N° 1-2, janvier-février 1937.

Aufderheide A.C. : The scientific study of mummies. Cambridge University Press, 2003.

Baudoin M. : Guide médical à l'exposition universelle internationale de 1889 à Paris. Paris, 1889.

Bertaut-Blancard R. : Exposition universelle et internationale de Bruxelles 1910. Section française, classe 16, groupe XVII-B, médecine et chirurgie. Paris, Comité français des expositions à l'étranger, 1911.

Boissonneau A : Traité théorique et pratique de l'œil artificiel. Paris, 1840.

Boissonneau A. : Yeux artificiels mobiles. Paris, 1849.

Bottin S. : Almanach du commerce de Paris, des départements de France et des principales villes du monde. Paris, Bureau de l'almanach du commerce, 1820.

Boyer : Traité des maladies chirurgicales et des opérations qui leur conviennent. Paris, 1816.

Briau R. : Chirurgie de Paul d'Egine. Paris, Masson, 1855.

Cambon A. : Almanach des 100000 adresses des fabricants et commerçants de Paris, des départements de la Seine, Seine-inférieure. Paris, bureau de l'almanach, 1864.

Cambon A. : Almanach des 100000 adresses des fabricants et commerçants de Paris, des départements de la Seine, Seine-inférieure. Paris, bureau de l'almanach, 1873.

Coulomb R. : L'œil artificiel. Paris, JB. Baillière et fils, 1905.

De Bourrousse de Laffore PL. : Des taches de la cornée et des moyens de les faire disparaître. Paris, Bureau du moniteur des sciences médicales et pharmaceutiques, 1860.

De Fontenelle J. : Manuel complet du verrier et du fabricant de glaces, cristaux, pierres précieuses factices, verres colorés, yeux artificiels, etc. Paris, Roret, 1829, 244-247.

De Fontenelle J., Malepeyre F. : Nouveau manuel complet du verrier et du fabricant de glaces, cristaux, pierres précieuses factices, verres colorés, yeux artificiels, etc. Paris, Roret, 1854, 40-42.

De Saint-Yves : Nouveau traité des maladies des yeux. Amsterdam, L'Honoré, 1736.

Deshais-Gendron LF. : Traité des maladies des yeux. Tome 2. Paris, Herissant, 1770.

De Wenzel : Manuel de l'oculiste, tome 2. Paris, 1808, 189-192.

D'Hondt P. : Venise, l'art de la verrerie. Liège, Paris, Berlin, Claesen, 1891.

Dionis : Cours d'opérations de chirurgie démontrées au jardin royal. 5è Ed. Paris, Veuve d'Houry, 1757.

Dujardin : La prothèse oculaire en province. Recueil d'ophtalmologie, 1883.

Du Pradel A. : Livre commode des adresses de Paris pour 1692. Tome 1. Paris, Daffis, 1678.

Franklin A. : Dictionnaire historique des arts, métiers et professions exercés dans Paris depuis le XIIIe siècle. Paris, Welter, 1906.

Garcilaso de la Vega, Dalibard : Histoire des Incas, rois du Pérou. Paris, Prault & fils, 1744.

Garnier E. : Histoire de la verrerie et de l'émaillerie. Tours, Mame et fils, 1886.

Gaujot G., Spilmann E. : Arsenal de la chirurgie contemporaine. Tome 2. Paris, Baillière, 1872.

Haug PA. : Dissertation de oculo artificiali, Ekblepharo et Ypoblepharo. Tübingen, marz, 1749.

Hazard-Mirault : Traité pratique de l'œil artificiel. Paris, 1818.

Heister : Institutions de chirurgie. Tome 2. Avignon, Niel, 1770.

Hudellet E. : Etude sur un nouveau traitement de certaines affections de la cornée. Paris, Parent, 1873.

Jessenius : Institut. Chirurg. Witteberg, 1601. Cité dans Coulomb R. : Les fabricants d'yeux artificiels (depuis les temps anciens jusqu'au milieu du XIXe siècle). Paris, Annales d'oculistique, octobre 1916, 1-14.

King J. E., Passo A. S. & Watson N. A.: *Highlights in the history of U.S. Army Dentistry*, Office of the Surgeon General, U.S. Army, Falls Church, Virginia, 2012, pp. 20, 23.

Lagarde F. (Dir.) : Cimetière de l'église Sainte-Marguerite, 40, rue Saint-Bernard, Paris XIe, Rapport final d'opération, DHAAP/SRA, 2009, 78-79.

Marana JP. : Lettre d'un sicilien à l'un de ses amis. Paris, Quantin, 1883.

Marshall A., Lichtenberg R. : Les momies égyptiennes, la quête millénaire d'une technique. Fayard, octobre 2013.

Martin JP. : Instrumentation chirurgicale et coutellerie en France, des origines au XIXe siècle. L'Harmattan, 2013.

Martin JP. : Instrumentation médico-chirurgicale en caoutchouc en France (XVIIIe-XIXe). L'Harmattan, 2013.

Mauchart : Oculus artificialis. Tubingen, 1749.

Moigno : Les mondes. Tome 10, janvier-avril 1866. Paris, Rothschild, 1866.

Nuck A. : Operationes et experimenta chirurgica. Lyon, Luchtmans, 1733.

Pansier : Traité de l'œil artificiel. Paris, 1895.

Paré A. : La méthode curative des playes et fractures de la teste humaine. Royer, 1561.

Paré A. : Le moyen d'avoir un œil artificiel. In Les œuvres d'Ambroise Paré, 12 éd., Lyon, Jean Grégoire, 1644, livre XXIII.

Pellier de Quengsy G. : Précis ou cours d'opérations sur la chirurgie des yeux. Tome 2. Paris, 1740.

Percy, Laurent : Prothèses. In Dictionnaire des sciences médicales (Vol. 45). Paris, Panckoucke, 1820, 510-513.

Riaud Xavier : *Pionniers de la chirurgie maxillo-faciale*, L'Harmattan (éd.), Collection Médecine à travers les siècles, Paris, 2010.

Ritterich : Das kunstliche Auge. Leipzig, 1852.

Slonim CB., Martino AZ. : Eye was there : A patient's guide to coping with the lost of an eye. Bloomington, Authorhouse, 2011.

Smith G.E. : Catalogue général des antiquités égyptiennes du musée du Caire, n° 61051-61100. Le Caire, 1912.

Sous G. : Hygiène de la vue. Paris, Doin, 1883.

Thunberg C.P. : Les voyages de C.P. Thunberg au Japon. Tome 1. Paris, 1796.

Valois G. : Les borgnes de la guerre, prothèse chirurgicale et plastique. Paris, Masson et Cie., 1918.

Voyage de Lister à Paris en 1698. Traduction par la Société des Bibliophiles Français. Paris, 1873.

Weller : Traité théorique et pratique des maladies des yeux. Tome II. Paris, Germer-Baillère, 1832.

Worm O. : Museum wormianum seu historia rerum rariorum. Lyon, Elsevirium, 1655.

ARTICLES

Abbate : De la néokératopsie, ou de la vision par cornée artificielle. Bulletin de l'Académie de médecine. Paris, 1862, Tome XXVIII, 86.

Anonyme : Archéologia, n° 440, janvier 2007, 13.

Coppez MH. : Quelques remarques sur la prothèse oculaire. Bulletin de la société belge d'ophtalmologie, n° 9, novembre 1900, 6A.

Coulomb R. : Nouveau procédé de moulage de la cavité orbitaire. Annales d'oculistique, 67e année, Tome CXXXII, juillet 1904.

Coulomb R. : Du port de l'œil artificiel pendant la nuit. Paris, Steinheil, 1909.

Coulomb R. : Les fabricants d'yeux artificiels. Annales d'oculistique. Paris, Octobre 1916.

Debout : Restauration de l'organe de la vision. De l'application des yeux artificiels à la suite de l'extirpation du globe oculaire. Bulletin général de thérapeutique, Tome LXIII, Paris, 1862, 533.

Dolhem R. : De la prothèse oculaire et des ocularistes, quelques repères historiques. J. Fr. Ophtalmol., 2002, 25, 4, 434-438.

Domec T. : Du moulage de la cavité orbitaire au moyen de la paraffine en vue de la prothèse oculaire. Steinheil, 1902.

L.L. : Nippur's gold treasure. The museum journal. Philadelphia, 1920, 133-139.

Martin O., Clodius L. : The history of the artificial eye. Ann. Plast. Surg., 1979 Aug., 3(2) : 168-171.

Meurer : Inconvénients des yeux artificiels en celluloïd. Province médicale, n° 32, 1889.

Pretty G.L., Calder A. : Mummification in Australia and Melanesia. In Cockburn A., Cockburn E., Reyman T.A. : Mummies, diseases & Ancient cultures. 2e ed. Cambridge University Press, 1998.

Rémy : L'œil artificiel. In Jaccoud : Dictionnaire de médecine et de chirurgie pratiques, Tome 24. Paris, JB. Baillière, 1877.

Trester W. : The history of artificial eyes and the evolution of the ocularistic profession. The Journal of the American Society of Ocularists, 1982, 5-13.

Vanpeene N. : Prothèse oculaire en verre mise au jour dans le cimetière Huguenot de Charenton du XVIIe siècle, à Saint-Maurice (Val-de-Marne). Bulletin de l'Association Française pour l'Archéologie du Verre, 2009, 79-80. Site Internet : http://www.afaverre.fr/

PUBLICITES, ANNONCES DIVERSES :

Publicité de Liskenne in Comptes rendus de la société d'ophtalmologie de Paris, n° 1, 1888.

Coulomb-Boissonneau. Annonce. Le Figaro, n° 210, 30 juillet 1875, 3.

Avis de décès de Robert Coulomb. Le Figaro, n° 106, 16 avril 1925.

Publicité d'Emile Pilon in Annuaire de thérapeutique, de matière médicale, de pharmacie et de toxicologie pour 1870. Paris, Germer-Baillière, 1870.

Publicité de Boissonneau Père in Annuaire de thérapeutique, de matière médicale, de pharmacie et de toxicologie pour 1870. Paris, Germer-Baillière, 1870.

Annonce de faillite de Padrona. L'Aurore, n° 247, 22 juin 1898.

THESE

Desjardins de Morainville JBL. : Essai sur l'hydropisie ascite, suivi de réflexions sur l'ophtalmoplastie. Thèse médecine, Paris, 1837.

INTERNET

Daremberg C., Saglio E., Lafaye G., Pottier E., Sellier P. : article Ocularlarius, Ocularius faber. In Dictionnaire des antiquités grecques et romaines d'après les textes et les monuments. Paris, Hachette, 187-1919. Source Internet, Université de Toulouse Le Mirail : http://dagr.univ-tlse2.fr/sdx/dagr/index.xsp

Association Française pour l'Archéologie du Verre :

http://www.afaverre.fr/

Institut Suisse des prothèses oculaires :

http://www.kunstauge.ch/oldPage/Francais/geschichtliches.htm

Site de l'entreprise Cindar : histoire du PMMA. http://www.cindar.eu/fournisseur-pmma-distributeur-pmma.html

COMMUNICATIONS PERSONNELLES

Vanpeene N. : Prothèse oculaire [courrier électronique]. Destinataire JP Martin, 13 novembre 2013, communication personnelle.

TABLE DES MATIERES

Santé et Médecine

aux éditions L'Harmattan

Dernières parutions

MAL DE MÈRE ET MAUX D'ENFANTS
Robert Jacques - Préface d'Olivier Revol
S'appuyant sur quarante ans d'expériences cliniques, Jacques Robert, pédiatre, décortique ici les maladies les plus fréquentes du petit enfant. Son but est d'accompagner les mères pour une prise en charge de l'enfant, quand celui-ci n'est pas comme d'habitude : - Pourquoi mon bébé pleure-t-il ? - L'éruption dentaire est-elle responsable de pathologie ? Faut-il diversifier précocement l'alimentation ? Que faire avant de consulter le médecin si mon enfant tousse, a de la fièvre, mal au ventre... ?
(Coll. Éthique et pratique médicales, 17.00 euros, 172 p.)
ISBN : 978-2-343-04066-0, ISBN EBOOK : 978-2-336-35927-4

LOI ET ADDICTION
Quand l'addiction impose sa loi, quelle loi pour l'addiction ?
Christian Colbeaux (dir.)
La stigmatisation des substances psychotropes n'empêche pas l'industrie d'abreuver nos concitoyens de benzodiazépines, toutes aussi addictives. La loi républicaine serait-elle clivée ? Les lois édictées de par le monde font la fortune de mafias qui menacent la démocratie. Quelle législation pour l'addiction ? Le langage instaure l'être parlant comme sujet au désir, dont la satisfaction ne peut être qu'interdite. Donc manquée, assurant ainsi la pérennité de la quête de jouissance. L'addiction déroge-t-elle à la loi symbolique ?
(16.50 euros, 164 p.)
ISBN : 978-2-343-04295-4, ISBN EBOOK : 978-2-336-35783-6

RAPPORT LAROQUE
Commission d'étude des problèmes de la vieillesse du Haut comité consultatif de la population et de la famille
Laroque Pierre - Préambule Bernard Ennuyer, Daniel Reguer, Laurent Giroux – Préface Anne-Marie Guillemard - Postface Rolande Ruellan
Le rapport Laroque représente un tournant dans les orientations de la politique en direction des personnes âgées. Il nous a donc paru indispensable de rééditer ce rapport que les acteurs du secteur social et médico-social connaissent mais que peu ont lu. Nous avons, en outre, ajouté à cet ouvrage le rapport d'information, publié en juillet 1961 (aujourd'hui introuvable), « sur la prolongation du temps moyen de la vie face aux problèmes de l'emploi et de la retraite » par J.-R. Debray.
(Coll. Effiscience, 40.00 euros, 448 p.)
ISBN : 978-2-343-03058-6, ISBN EBOOK : 978-2-336-35865-9

DE NEZ À NEZ
Histoire du nez
Bouton Vincent
Cet ouvrage propose de découvrir le nez, à travers l'histoire, la mythologie, l'histoire de la médecine, des anecdotes et des figures célèbres comme Louis XIV ou Sigmund Freud. Vincent Bouton, chirurgien ORL signe ici son troisième pensum sur le nez et la rhinologie.
(Coll. Médecine à travers les siècles, 14.50 euros, 150 p., Illustré en noir et blanc)
ISBN : 978-2-343-04429-3, ISBN EBOOK : 978-2-336-35878-9

MÉDECINE (LA) AU CŒUR DE LA NOUVELLE ÉCONOMIE
Persoons Dominique
Revendiquant le rôle incontournable et central des médecins au sein de l'économie sanitaire, l'auteur regrette qu'ils soient exclus du management de l'Assurance-Maladie. Probablement, la médicalisation du monde va s'accélérer, sans doute au détriment d'autres icônes de la société de consommation, comme la grosse voiture ou la belle maison. Le XXIe siècle, siècle de la médecine génomique et personnalisée, va-t-il faire des progrès sans les médecins ? L'Économie de la Santé va bouleverser les idéologies en place.
(33.00 euros, 324 p.)
ISBN : 978-2-343-04111-7, ISBN EBOOK : 978-2-336-35686-0

MIGRATIONS EN BLANC
Médecins d'est en ouest
Sous la direction de Anna Krasteva et Despina Vasilcu.
Préface de Catherine Wihtol de Wenden
La Roumanie et la Bulgarie se sont inscrites dans le nouveau contexte d'élargissement de l'UE avec une intensification de la migration des professionnels de santé. L'ampleur prise par la migration des médecins roumains et bulgares est liée à l'effondrement économique et à la dégradation de la qualité de vie dans ces deux pays. Cette situation a des effets négatifs sur les systèmes de santé et sur l'accès aux soins pour la population.
(Coll. Local et Global, 24.00 euros, 242 p.)
ISBN : 978-2-343-03831-5, ISBN EBOOK : 978-2-336-35361-6

SANTÉ ET JUSTICE
Savoirs et pratiques
Sous la direction de Paul Mbanzoulou et Philippe Pottier
Ces contributions abordent la question, de plus en plus vive, du soin contraint. Elles traitent aussi des questions relatives à l'entrée, matérielle et symbolique, de la prison dans l'hôpital ; à la collaboration entre les personnels de santé et les personnels pénitentiaires ; aux conditions d'application de la suspension de peine pour raisons médicales ; au soin psychiatrique en détention ; au secret partagé et au partage opérationnel d'informations.
(Coll. Criminologie, série Champ pénitentiaire, 19.00 euros, 184 p.)
ISBN : 978-2-343-03828-5, ISBN EBOOK : 978-2-336-35486-6

SUPPLICE (LE) DE TANTALE
Apprivoiser la recto-colite hémorragique
Dumoulin Dana
A 14 ans, Dana Dumoulin développe une maladie inflammatoire chronique de l'intestin. Cet ouvrage retrace 30 ans de combat pour retrouver une vie normale. C'est sa passion du dessin qui l'aidera à transformer sa souffrance en création, mais surtout sa rencontre avec un médecin avant-gardiste. Dans ce récit intimiste, illustré de croquis, de dessins et de poèmes, elle propose de partager son vécu avec les malades et leurs familles et de leur apporter un message d'espoir.
(Coll. Mouvements des Savoirs, 25.00 euros, 244 p., Illustré en noir et blanc)
ISBN : 978-2-343-04226-8, ISBN EBOOK : 978-2-336-35532-0

ÉDUCATION ET SANTÉ
Des pratiques aux savoirs
Sous la direction de Séverine Parayre et Alexandre Klein
Préface de Georges Vigarello
À partir des contributions de chercheurs de différentes disciplines, cet ouvrage propose une réflexion inédite sur les enjeux sociaux et scientifiques soulevés, en France comme à l'étranger, par les nouvelles problématiques de santé en éducation et en formation mais également sur l'impact des enjeux éducatifs dans les questions de santé. Les racines historiques et philosophiques de l'union entre santé et éducation ne sont pas oubliées.
(Coll. Savoir et formation, 25.00 euros, 242 p.)
ISBN : 978-2-343-03957-2, ISBN EBOOK : 978-2-336-35348-7

PSYCHIATRIE (LA) FRANCOPHONE
Pour une psychiatrie humaniste
Delteil Pierre - avec la collaboration de Jean Garrabé
La psychiatrie francophone adhère aux principes spécifiques de la francophonie qui reconnaît la prééminence des valeurs humanistes sur la puissance de l'économie (caractéristique de la culture anglo-saxonne) et privilégie en matière de psychiatrie les idées d'équité, de générosité, de fraternité, associés à des recherches scientifiques de haut niveau.
(Coll. Psyché de par le monde, 27.00 euros, 288 p.)
ISBN : 978-2-343-03602-1, ISBN EBOOK : 978-2-336-35494-1

ESSAIS CLINIQUES DANS LES PAYS DU SUD : ENTRE IMPÉRIALISME ÉTHIQUE ET RELATIVISME MORAL ?
Béréterbide France
Nombre de « scandales éthiques » ont émaillé l'actualité de la recherche clinique dans les pays du Sud. L'objet de cet ouvrage est de soutenir que l'éthique de la recherche peut et doit être replacée dans son contexte mais que cette contextualisation ne passe pas par la conception de « standards éthiques » moins exigeants dans les pays du Sud, mais par un « acclimatement » à ceux-ci.
(Coll. Éthique et pratique médicales, 25.00 euros, 250 p.)
ISBN : 978-2-343-03578-9, ISBN EBOOK : 978-2-336-35508-5

SANTÉ ET DÉVELOPPEMENT EN AFRIQUE SUBSAHARIENNE
La maladie : approche historique, d'hier à aujourd'hui
Tchero Joachim
Préface de Jean-Claude Djereke
Cet ouvrage questionne l'action médicale occidentale en Afrique subsaharienne. S'il reconnaît que l'effort consenti par l'Occident n'est pas à nier, il remet en cause les résultats sur le terrain, faute de coordination systématique entre les divers déterminants de la santé. Pour l'auteur, la médication doit être considérée dans ses liaisons non seulement avec la science mais aussi avec le culturel (croyance, organisation et fonctionnement des relations sociales).
(Harmattan Côte d'Ivoire, Coll. Harmattan Côte-d'Ivoire, 24.00 euros, 248 p.)
ISBN : 978-2-343-03882-7, ISBN EBOOK : 978-2-336-35429-3

CIRCONCISION (LA) EN QUESTION
Sous la direction de Monique Lise Cohen
Le 1er octobre 2013, l'Assemblée parlementaire du Conseil de l'Europe adoptait la résolution 1952 et la recommandation 2023 classant la circoncision parmi les «violations médicalement non justifiées de l'intégrité physique des enfants». En mars 2014, elle renonça à s'engager dans cette voie d'interdiction de la circoncision. C'est devant l'inquiétude suscitée par la première recommandation que l'AJLT et la LICRA ont décidé d'organiser un colloque sur ces questions.
(Éditions Orizons, 14.00 euros, 134 p.)
ISBN : 978-2-336-29873-3, ISBN EBOOK : 978-2-336-35613-6

CHIRURGIE. L'ENVERS DU DÉCOR
(nouvelle édition)
De la Caffinière Jean-Yves
Confrontés à des tâches administratives toujours plus exigeantes, sous la menace d'une judiciarisation galopante, les chirurgiens français s'interrogent sur leur avenir de praticiens. Ce livre fait état d'une expérience toute personnelle, qui s'attache à donner au lecteur non averti les réalités qui se cachent derrière l'image trop souvent réductrice du personnage chirurgien.
(15.50 euros, 154 p.)
ISBN : 978-2-343-04093-6, ISBN EBOOK : 978-2-336-35513-9

ODONTOLOGIE MÉDICO-LÉGALE ET SERIAL KILLERS
La dent qui en savait trop
Riaud Xavier, Brousseau Philippe
Les auteurs de ce livre, tous deux dentistes, nous livrent ici le résultat de leur enquête. Ils mettent en évidence les tueurs en série qui ont pu être arrêtés après avoir laissé des traces de morsure sur le corps de leurs victimes, une fois identifiés leur ADN salivaire ou bien leurs dents. Au cours de véritables récits relatant l'histoire et les investigations policières qui ont conduit à l'arrestation de ces meurtriers, cette étude remonte aux premiers tueurs connus.
(Coll. Médecine à travers les siècles, 32.50 euros, 318 p., Illustré en noir et blanc)
ISBN : 978-2-343-04207-7, ISBN EBOOK : 978-2-336-35647-1

L'HARMATTAN ITALIA
Via Degli Artisti 15; 10124 Torino

L'HARMATTAN HONGRIE
Könyvesbolt ; Kossuth L. u. 14-16
1053 Budapest

L'HARMATTAN KINSHASA
185, avenue Nyangwe
Commune de Lingwala
Kinshasa, R.D. Congo
(00243) 998697603 ou (00243) 999229662

L'HARMATTAN CONGO
67, av. E. P. Lumumba
Bât. – Congo Pharmacie (Bib. Nat.)
BP2874 Brazzaville
harmattan.congo@yahoo.fr

L'HARMATTAN GUINÉE
Almamya Rue KA 028, en face
du restaurant Le Cèdre
OKB agency BP 3470 Conakry
(00224) 657 20 85 08 / 664 28 91 96
harmattanguinee@yahoo.fr

L'HARMATTAN MALI
Rue 73, Porte 536, Niamakoro,
Cité Unicef, Bamako
Tél. 00 (223) 20205724 / +(223) 76378082
poudiougopaul@yahoo.fr
pp.harmattan@gmail.com

L'HARMATTAN CAMEROUN
BP 11486
Face à la SNI, immeuble Don Bosco
Yaoundé
(00237) 99 76 61 66
harmattancam@yahoo.fr

L'HARMATTAN CÔTE D'IVOIRE
Résidence Karl / cité des arts
Abidjan-Cocody 03 BP 1588 Abidjan 03
(00225) 05 77 87 31
etien_nda@yahoo.fr

L'HARMATTAN BURKINA
Penou Achille Some
Ouagadougou
(+226) 70 26 88 27

L'HARMATTAN SÉNÉGAL
10 VDN en face Mermoz, après le pont de Fann
BP 45034 Dakar Fann
33 825 98 58 / 33 860 9858
senharmattan@gmail.com / senlibraire@gmail.com
www.harmattansenegal.com

L'HARMATTAN BÉNIN
ISOR-BENIN
01 BP 359 COTONOU-RP
Quartier Gbèdjromèdé,
Rue Agbélenco, Lot 1247 I
Tél : 00 229 21 32 53 79
christian_dablaka123@yahoo.fr

Achevé d'imprimer par Corlet Numérique - 14110 Condé-sur-Noireau
N° d'Imprimeur : 114694 - Dépôt légal : décembre 2014 - *Imprimé en France*

www.ingramcontent.com/pod-product-compliance
Lightning Source LLC
LaVergne TN
LVHW051405061026
849535LV00009B/3377